U0272669

捏捏按按

宝宝聪明又健康

婴幼儿按摩训练师

宋美莳　著

中国轻工业出版社

图书在版编目（CIP）数据

捏捏按按宝宝聪明又健康 / 宋美蒔著 . — 北京：中国轻工业出版社，2018.8

ISBN 978-7-5184-1978-4

Ⅰ.①捏… Ⅱ.①宋… Ⅲ.①婴幼儿 – 按摩 – 基本知识 Ⅳ.① R174

中国版本图书馆 CIP 数据核字（2018）第 103836 号

版权声明：

中文简体版通过成都天鸢文化传播有限公司代理，经城邦文化事业股份有限公司新手父母出版事业部授予中国轻工业出版社独家发行，非经书面同意，不得以任何形式，任意重制转载。本著作限于中国大陆地区发行。

责任编辑：侯满茹　　　　责任终审：劳国强　　整体设计：锋尚设计

策划编辑：翟　燕　侯满茹　　责任校对：晋　洁　　责任监印：张京华

出版发行：中国轻工业出版社（北京东长安街6号，邮编：100740）

印　　刷：北京博海升彩色印刷有限公司

经　　销：各地新华书店

版　　次：2018年8月第1版第1次印刷

开　　本：720×1000　1/16　印张：11

字　　数：240千字

书　　号：ISBN 978-7-5184-1978-4　定价：49.80元

邮购电话：010-65241695

发行电话：010-85119835　传真：85113293

网　　址：http://www.chlip.com.cn

Email：club@chlip.com.cn

如发现图书残缺请与我社邮购联系调换

170917S3X101ZYW

抚触按摩，宝宝哭泣时的最佳安抚方法

文／吕衍孟医师（台湾台安医院妇产科主治医师）

新生小宝宝表达生理需求的方式就是"哭"：饿了、尿了、便便了都是用哭来告诉妈妈。但新手爸妈还会发现，宝宝吃饱了，纸尿裤也换了，怎么还哭呢？抱起来就好，一放下就立刻号啕大哭！可老一辈的妈妈们说，不能宝宝一哭就抱，这样会让他产生依赖心理，也会把新手爸妈累垮！怎么办？作者提出了很棒的解决办法：抚触按摩。

其实小宝宝的皮肤还很嫩，也很敏感，轻轻抚摸，他就能感觉到。我们挠挠婴儿的脚底会发现，小宝宝虽然在缩脚，但表情却很开心——他喜欢你跟他玩！其实小宝宝在没有生理需求时，为了心理需求（想要被呵护）也会一直哭，所以让他感觉到有人陪自然就不哭了。那么有没有跟他玩，同时又对他身心健康有益的事情呢？作者根据她自己在儿科（婴儿室与新生儿监护病房）的经历，再查阅相关资料，整理出一套促进宝宝身心健康的方法。新手爸妈可以通过阅读这本书，将书中的方法用于实践，达到陪伴宝宝又促进其健康的目的。

随着宝宝健康成长及七觉（视觉、听觉、触觉、味觉、嗅觉、前庭平衡觉、本体觉）的启蒙，父母当然希望能增进宝宝脑部发育，同时宝宝拥有稳定的性格，所谓的高情商。实现这些，最重要的就是要有安稳的睡眠。孩子成长需要分泌生长激素，而生长激素分泌的关键是"睡眠、运动与饿"。

睡眠也可以稳定情绪，有助于大人增进记忆力，也有助于小宝宝增进智力发育（高智商）。通过抚触按摩可以让宝宝肌肉松弛，心神安静，自然就睡眠安稳了。除了这些重点，在宝宝的生长过程中，还会有各种各样的情况发生（本书就举了一些例子来进行说明）。如何解决？新手爸妈可以按照需求查找。

其实本书的按摩手法都是有根据的穴位按摩法，比如眼部附近的穴位有睛明穴、印堂穴、太阳穴。手掌与耳朵都可以找到代表全身各处相对应的穴位，腿及足部涉及足三里穴、三阴交穴及涌泉穴，按摩这些穴位都有利于健康。背部脊椎两旁有膀胱经，统管全身所有器官，按摩膀胱经可以促进全身器官健全发育与发展。

足三里穴是足阳明胃经的主要大穴，位于膝盖下三寸。古人若要出远门，必灸足三里穴，所以足三里穴又叫"行远穴"。肠胃健康，营养吸收良好，宝宝自然成长健康，三阴交穴是足太阴脾经、足厥阴肝经、足少阴肾经三条阴脉的交会，位于脚踝内侧三寸，按压此穴可以直接刺激三条经脉。

另外要提醒读者的是，穴位的寻找原则是"中指同身寸"。因为人有高低胖瘦，所以人身上的穴位也就要以自身的中指第二节为一寸的标准来测量。所以小宝宝的穴位就要以他的手去测量，除拇指外的四指并拢的宽度就是三寸，以此类推。

最后希望读者根据本书提供的方法，给予宝宝悉心照顾，能事半功倍，培养一个健康又聪明的宝宝。

温柔舒服的抚触，
是宝宝健康成长的关键

文／张红淇医师（台湾宏其妇幼医院院长）

在经历怀胎十月，全家充满着期待的殷切期盼下，宝宝终于出生了！他像是完美的天使，带给全家无限欢乐。从此，你和他开始一段美好的陪伴，一个充满爱的联结！

照顾宝宝需要关注很多事情，如营养、睡眠、及时更换纸尿裤、清洁肌肤，让宝宝在安全、舒适的环境中成长，定期请儿科医生帮宝宝做健康成长评估，以及接种疫苗，等等。虽然千头万绪，要抓住重点，就是在父母亲无微不至的呵护下，宝宝的身体、感官、个性都正常健康发育。

大家都知道，将爱的力量与祝福传递给所爱的人，是人类源远流长的传统。爱的抚触，除了可以让父母亲舒缓宝宝种种身体不适，促进宝宝身心健康之外，还有研究显示，缺乏抚触的婴儿易发育迟缓，身心发展也容易受到阻碍。爱的抚触，会通过感知与理解传递正能量给宝宝，让他以正面、安稳、信任、乐观的心态，在成长中塑造自我形象来面对自己的人生。抚触，可以让亲子关系更亲密，沟通能力更强，宝宝的情绪管理能力也会更强。

研究显示，婴幼儿抚触按摩在宝宝成长、身体健康方面好处多多，比如有助于消化、安神、增进肌肉协调、强化免疫系统等。总之，抚触按摩对增进亲子关系，促进婴幼儿的身体发育、心灵发展，都有正面影响。

通过每天为宝宝做抚触按摩，传递爱，既让亲子联结更紧密，又能了解宝宝的身体构造，以及宝宝好恶。抚触按摩，还能学会尊重宝宝是一个独立的个体，学习了解宝宝的反应与他想对家长说的话。

当然，温柔舒服的抚触按摩，一定要在安全舒适的环境下，用天然、有机的植物油，在合适的身体部位以适当的力道，采用适当的方法给宝宝最舒服的体验。

由于大部分父母亲都不是这方面的专家，因此，一本专业又简单易懂的指导书籍就非常重要了。因为，如果抚触按摩方式或时机错误，对宝宝可能适得其反，让宝宝受到伤害。现在坊间虽然有不少这方面的书籍，但在现代的繁忙社会中，新手爸妈们可能没有这么多的时间详细阅读，这时，美观实用的手绘本就是最佳选择了！

本书的作者，宋美峙小姐，曾经在妇产医院担任护理部主管，而且在胎儿影像与生殖医学等领域都非常专业。现在，她更是红遍国际的生物技术公司的创办者。更难得的是，她不忘初衷，对推广孕妇与婴幼儿抚触按摩，亟具热忱，以她的专业知识与实际经验，编撰了这本浅显易懂、章节分明、美观实用的书籍，让父母亲在忙碌的工作之余，能够快速学习帮宝宝抚触按摩的诀窍，运用有限的时间创造无限美。因此，我以一个从事妇产科30余年医生的名誉，诚挚地推荐给大家。

这本书有四个主要章节，分别以四种颜色来区分。第一篇：准备篇，先让大家了解胎儿七觉的发展过程，并说明孕期进行亲子抚触按摩的重要性，及抚触按摩前的准备工作。第二篇：启蒙实操，对于不同阶段的宝宝，适当利用抚触按摩协助各种感觉神经系统的发展。第三篇：协助宝宝安稳睡眠，促进食物的消化与吸收，提高宝宝的免疫力。第四篇：提供各种提升宝宝的情商与智商，给予大脑适当的刺激，以提升宝宝未来的竞争力。

宝宝是上天送给我们最美好的礼物！我们全心全意付出，希望宝宝健康成长。就让我们一起，许下爱的诺言，认识抚触按摩的妙处，利用爱的抚触按摩，传递爱的信息，与宝宝共享美好的共处时光！让我们乘着抚触按摩的小舟，去探索、去梦想、去发现，促进宝贝的身心健康，愿宝贝茁壮成长。

张红芳

图解抚触按摩技巧，让父母运用更轻松

文／曾国顺医师（台湾中新小儿科联合诊所院长）

认识美莳，是多年前在台湾中坜的宏其妇幼医院一起共事。当时她担任不孕症部门的负责人，待人和气，视病犹亲！患者总形容她温暖如人间四月天。而且，美莳好学不倦，坚持专业，始终是同侪仰望的对象。有人说聪明是一种天赋，善良是一种选择，但我认为，美莳不仅天资聪颖，善良也是与生俱来！

后来她离开了医院，在外自主创业，仍然从事母婴相关行业。秉着良知良能，推出一系列母婴专用产品。这些产品均通过了欧盟有机认证，非常有影响力！

近来美莳到处演讲，给新手爸妈做演讲，告诉他们如何养儿育女。近期的研究发现，帮婴儿抚触按摩可以增进亲子关系，帮助宝宝安定情绪，改善便秘，帮助宝宝安稳入眠，促进宝宝发育等。但是，帮婴儿做抚触按摩，新手父母上手不容易，于是作者费尽心力，撰写此书，并附以图片解说，以便有易于读者领悟、理解。有心的读者，当不难体会作者的用心！这本书的确是新手父母值得一读的著作。

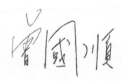

前言

抚触按摩，让亲子互动更亲密

　　茉莉是一位新手妈妈，在宝宝出生之前，她非常期待孩子的来临。然而，随着新生儿的出生，接踵而来的压力却让她喘不过气来。看到周遭许多爸妈都已经开始帮宝宝买书、买玩具，甚至进行启蒙教育，茉莉十分彷徨，不知道该怎么养宝宝，也不知道如何培养宝宝的竞争力，让他赢在起跑点。

　　像茉莉这样的情况，经常发生在新手爸妈身上。新生儿的到来，为父母带来许多喜悦，但也让新手爸妈面临不少生活上的改变与冲击。在父母与孩子彼此适应的过程中，多数父母会感到无力、疲倦。而新生儿一开始需要父母给予足够的安全感，无论是心理还是生理。因此，如何促进新生儿身心发育，及早开始宝宝的启蒙教育，同时顾及亲子关系和谐，都令不少父母伤透脑筋。

 每天抚触按摩三次，宝宝身心发育更健全

　　近年来，婴儿抚触按摩在世界各地越来越受到重视，不少国内外研究都证实，亲子抚触按摩能够为父母与宝宝带来各种正向帮助。

　　首创婴儿抚触的费博士（Dr. Tiffany Field）在20多年前女儿早产。因为他希望能够帮助早产的女儿跟上一般婴儿的成长速度，在经过多次尝试与试验后，证实了抚触能够为孩子带来的良好效果，还因而促成了"触感研究所（Touch Research Institute）"的创立。

1986年，费博士于美国《儿科期刊》（Pediatrics）发表相关研究，针对早产儿进行触觉及运动的刺激，每天3次，每次15分钟，连续10天之后发现，和对照组相比较，接受抚触刺激的早产儿体重增加了47%，并且提早6天出院。美国布朗大学也曾针对有睡眠问题的宝宝进行研究，发现适当的抚触让宝宝夜间醒来的次数平均减少25%，睡眠时间也增加了32分钟。

正因为抚触可以带来如此神奇的效果，许多学者都深信，只要父母持之以恒地给宝宝进行适当抚触，要培养出优秀的宝宝并非难事！

 稳定宝宝情绪，发育更健康

国外曾经针对6周（42天）大的足月婴儿（出生时体重＞3千克），进行为期4周的试验，发现接受过抚触的婴儿成长较为显著，相较于没接受过抚触按摩的宝宝，平均身高增加1厘米，上臂围增加0.9厘米，小腿围则增加了0.7厘米。

除了成长数据较好外，抚触按摩也可以稳定宝宝的情绪。对于刚降临到这个世界的宝宝来说，感官上面临许多新鲜的刺激，抚触按摩可以增加宝宝的安全感与适应性，甚至还能大大提升他们的行为能力。

印度尼西亚有关部门也曾进行相关的研究，他们针对98个足月婴儿（出生时体重＞2.5千克）进行试验，采用布列兹顿新生儿行为量表（The Brazelton Neonatal Behavioral Assessment Scale）来测评宝宝的适应力、社交互动、肌肉运动，以及反射与行为调节等能力，发现仅接受10天的抚触按摩，宝宝的各项表现就有显著的进步！

　　本书从七觉与感觉统合的发展基础理论出发，希望新手父母在适当的抚触按摩之下，有效帮助宝宝整合与调节身体系统，促进宝宝的智力、情绪与健康发展，让父母与宝宝建立良好的亲子互动关系。

目录

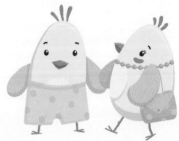

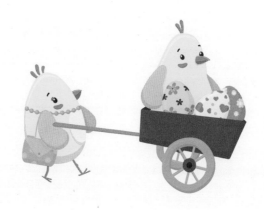

Part 2 启蒙实操
亲子抚触与宝宝的七觉启蒙

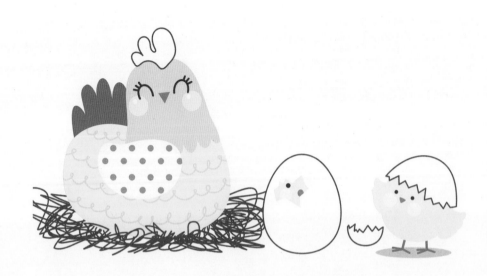

Part 3 家庭医学
5 分钟调节宝宝免疫力，
缓解不适

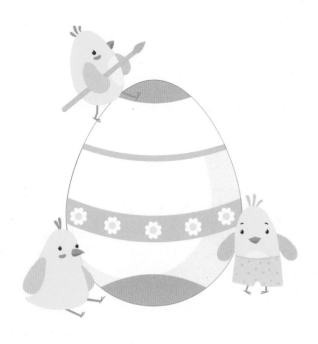

Part 4 启蒙实操

高情商、高智商，打造双赢宝宝，提升未来竞争力

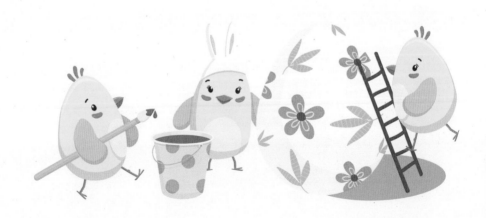

Part 1 | 准备篇
亲子抚触按摩前的准备

父母是宝宝最早接触的老师，父母双手的抚触按摩能为宝宝带来心理上的抚慰与生理上的成长。在为宝宝抚触按摩之前，爸妈与宝宝的身心都需要做好准备，只有这样才能好好享受这段私密的亲子时光。

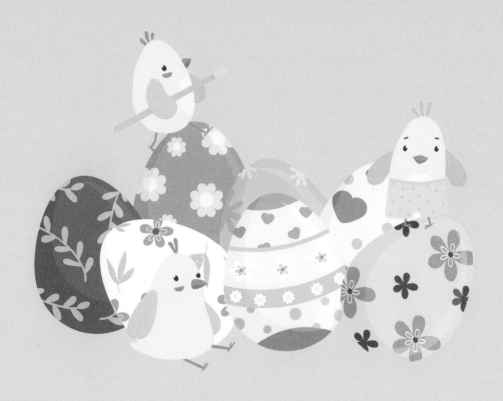

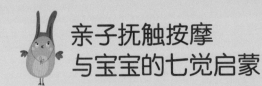

亲子抚触按摩
与宝宝的七觉启蒙

　　婴幼儿都是通过感官来接收外界给予的刺激，并将这些感觉印象输入大脑。而婴儿的感觉系统可以分成七大部分，分别是视觉、听觉、触觉、味觉、嗅觉、前庭平衡觉、本体觉，其中又以触觉、前庭平衡觉、本体觉最为重要。

　　触觉是婴幼儿时期最倚赖的感觉信息，早在视觉、听觉发展成熟之前就已经形成，可以帮助宝宝认识自己的身体，还可以通过它跟父母亲建立起亲密的关系。触觉得到启蒙能促进大脑发育，还能稳定情绪、减轻压力，并帮助宝宝建立安全感。

　　前庭平衡觉是宝宝对速度的一种知觉，是身体对重力、运动和平衡的感知系统。前庭系统可以感知到加速度、地心引力、身体运动和头部姿势，并加以整合，是宝宝维持平衡、协调性的重要系统，会影响到宝宝的视知觉、空间知觉与方向感，甚至跟宝宝的专注力、情绪与睡眠也有很大的关系。

　　本体觉则是负责接收宝宝身体各部位所发出的信息，在宝宝运动时可以统合并运用肌肉、关节、骨骼等较深层组织的感觉，例如边拍手边眨眼，正确地握笔画图等，都跟本体觉有关。通过本体觉，宝宝可以感知到自己身体的每一个部位与生理状况，并加以协调使用，做出正确的动作。

许多文献都已经证实，在妈妈怀孕期间与宝宝婴幼儿时期做抚触按摩，除了可提供宝宝触觉上的刺激，也能帮助宝宝了解身体的各个部位，让宝宝懂得运用自己的肢体，对各种动作的学习会更精准，情绪方面的掌控也更稳定，甚至专注力也能有所提升。所以，抚触按摩对宝宝的七觉启蒙有正面影响。

 ## 孕期按摩与胎儿的七觉启蒙

在孕期第 6 周左右，胎儿的大脑皮层已经能接受刺激，在不同时期通过不同的感觉输入有效加强胎儿脑部发育，对宝宝未来逻辑建立、自我认同和注意力集中等都有长远的影响。

 ### 视觉

·孕期发展

胎儿在 33 周左右，就已经可以感受到透进子宫内的亮光了。不过，这也与妈妈肚皮脂肪厚度、肌肉和衣着有关。感受到妈妈肚皮透进来的亮光，宝宝会跟着动动小手或踢踢小腿！

·按摩重点

妈妈在户外散步时，可以穿浅色衣服，利用这段时间轻轻抚摸肚皮，在抚摸的同时给予宝宝光照刺激。

听觉

· 孕期发展

大约在第 20 周，胎儿在子宫里就可以听到妈妈的声音了。到了孕 25 周，宝宝甚至可以通过动作来回应外界的声音。

· 按摩重点

妈妈在进行抚摸时，可以试试看放不同的音乐或哼唱歌曲，同时专心感觉宝宝的反应，并做相应调整。

触觉

· 孕期发展

早在怀孕第 7 周，胎儿的触觉就已经开始发展了。大约到第 14 周，除了头顶和背部之外，胎儿全身的触觉神经几乎都已经发育完成。

· 按摩重点

妈妈可以抚摸肚子，让胎儿通过触觉神经感受体外的刺激，从而促进大脑细胞的发育。抚摸肚子应有规律，而且最好是在宝宝醒着、有胎动的时候进行。

拍打按摩法，启蒙胎儿的听觉与触觉。

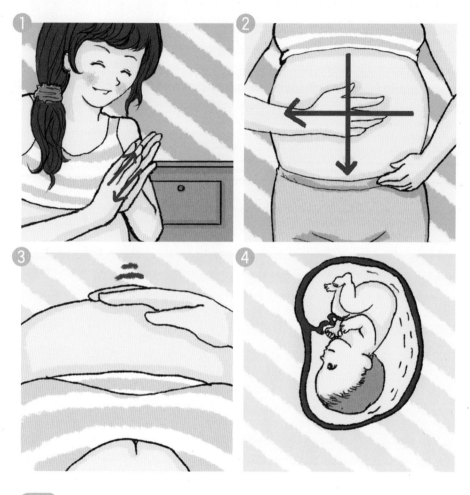

步骤

1. 双手擦乳液，然后搓微热（比体温高些，约37.5℃，此为最适合的温度）。

2. 由上而下、由左而右地重复抚摸15次。

3. 重复上述的动作时用手指轻轻按下再抬起，让胎儿感受到妈妈肚皮在震动。

4. 练习几周后，胎儿会对这种按摩做出反应，妈妈可根据胎动与宝宝互动。

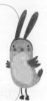

在怀孕 5 个月左右，妈妈可以选择白天或是胎动较频繁的时候进行拍打按摩法。通过按摩与轻弹肚皮，刺激胎宝宝的听觉及触觉。练习几周后，若胎宝宝开始对妈妈的按摩有反应，就可以进行更多的互动与游戏了。

嗅觉、味觉

·孕期发展

在孕 7 周的时候，胎宝宝的味蕾就已经开始发育了。大约到怀孕第 4 个月，胎宝宝已经可以尝到羊水中不同的味道了。在怀孕第 6 个月，胎宝宝甚至可以感受到妈妈吃东西的味道，以及妈妈闻到的各种气味。

·按摩重点

可以选择对胎宝宝发育有益的优质香味乳液，妈妈按摩的同时还有助于胎儿嗅觉、味觉的发展。

在怀孕满 3 个月后，就可以进行往返按摩法，启发胎儿的触觉发展。建议搭配天然有机的香味乳液，提早开启宝宝的嗅觉、味觉之旅。

触觉启蒙 · 嗅觉、味觉启蒙

往返按摩法，开启胎教的触觉、嗅觉与味觉练习。

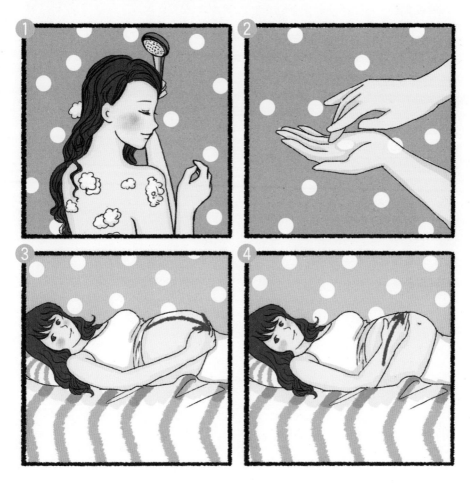

步骤

1. 沐浴完之后，平躺在床上，腹部放松。
2. 选用有天然香味的乳液，双手将乳液搓热至37.5℃左右。
3. 从上而下按摩15次。
4. 从右而左按摩15次。

前庭平衡觉

·孕期发展

在怀孕第 6 个月时，胎儿的前庭系统就已经发育完全，前庭平衡觉是七觉中第一种发育完全的感觉，主要是掌控身体平衡，对于宝宝的日常生活影响非常大。

·按摩重点

妈妈移动就可以刺激胎儿的前庭平衡觉的发展，建议妈妈通过散步和简单运动来帮助胎宝宝发展前庭平衡觉。

本体觉

·孕期发展

当宝宝还是胚胎时，统合身体动作的本体觉，就已开始发展了。胎儿在 5 个月大时会出现踢腿等胎动。这些充满活动力的表现，就代表本体系统正在稳定发展。

·按摩重点

简单的运动、散步或在肚皮上轻柔地按摩，甚至是听听音乐等外在刺激，都有助于启蒙宝宝的本体觉发展。

怀孕 7 个月以上的妈妈，建议每天进行 15 分钟的户外散步，除了通过光照刺激胎儿的视觉发展，也可以轻推肚皮进行按摩，让胎儿在妈妈的肚子中做操，对于宝宝未来的平衡感与运动发展有很大的帮助。

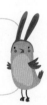

散步按摩法启蒙视觉、前庭平衡觉、本体觉发展。

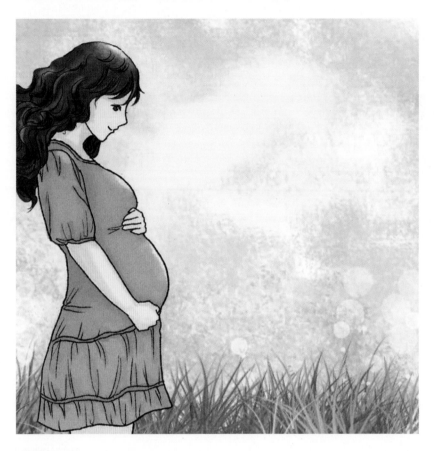

步骤

1. 着浅色衣服在户外散步。

2. 散步时轻轻推肚皮。

3. 一边散步一边与胎宝宝说话。

4. 说话时要轻柔，不要超过65分贝（相当于两个人隔桌大声说话的声音）。

Tips

若有早产病史或属高风险产妇，请先与医师讨论是否适合进行这项按摩。

★ 亲子抚触按摩与宝宝的七觉启蒙

25

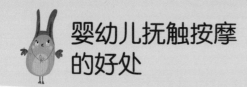

婴幼儿抚触按摩的好处

抚触按摩对婴幼儿有一定的安抚效果，除了可以减轻宝宝的焦虑，增强免疫力外，还可以增强睡眠品质，对宝宝的健康与成长有神奇的功效。婴幼儿抚触按摩对宝宝的好处，大致可以从以下几个方面来看。

❶ 心理方面的助益

可以有效帮助宝宝放松身体。在身体放松后，宝宝的情绪会更稳定，睡眠品质也更好。

❷ 生理方面的成长

从预防医学的角度来看，抚触按摩可有效减缓长牙、鼻塞、腹胀等生理方面的不适，还能促进血液循环及消化系统的功能（增进食物消化吸收，以及排泄废物）。这些都有助于宝宝身高和体重的增长。

❸ 智力的启蒙

越来越多的研究都已经证实，抚触按摩可以增进宝宝将来的社交能力、适应性与语言学习力。通过抚触按摩可以促进宝宝的神经系统发育，帮助感觉统合发展，让宝宝通过触觉及早接受外在刺激，更全面发展。

❹ 体能的增强

　　抚触按摩可以让宝宝的肌肉变得强壮、有弹性，在运用肌肉方面更得心应手。

❺ 亲子关系的和谐

　　抚触按摩是增进亲子间互相了解与沟通的机会。在互动的同时，父母也可以更了解宝宝的需求，加强亲子之间的信任关系。

亲子抚触按摩前的
注意事项

亲子抚触按摩所强调的不只是抚触按摩的技巧与时间长短，更重要的是爸妈在抚触按摩过程中与宝宝近距离的接触，通过抚触、眼神、轻声细语、香味等，和宝宝建立亲密互动。

因此爸妈在抚触时不需要有太大的时间压力，每天花 5 ~ 10 分钟，进行简单的 3 ~ 4 个步骤，就可以收获抚触按摩的诸多益处。重点是在这段时间内，爸妈要"集中注意力"帮宝宝抚触按摩，专注在宝宝身上，不要让其他事情打扰这段甜蜜的亲子互动时光。

 如何挑选孕期按摩用品

按摩时可以搭配使用按摩油或是乳液，主要是为了减少皮肤的摩擦阻力，由于这些保养品与肌肤直接接触，所以建议选择天然有机的产品。在香味部分，可以挑选对妈妈和胎儿有益的香味，像迷迭香、薰衣草等，可以稳定妈妈与胎儿的情绪。要避免浓烈或过度刺激的味道，比如薄荷醇被证实对婴儿的发育有害，不要使用。

在选择产品时，孕妈妈应仔细阅读标签，了解产品当中的成分，避免使用含酒精、人工防腐剂、人工香精、劣质矿物油以及苯二酚、类固醇、壬二酸（杜鹃花酸）等对胚胎有害的美白成分的产品。同时，要注意产品是否通过了安全检验。

建议选择通过国际级认证的产品，像是欧盟的 ECOCERT 有机认证、美国 USDA 有机认证，都是不错的参考准则。一定要牢记，按摩让孕期肌肤在接受滋润的同时，还能呵护胎儿的健康。

 如何挑选婴幼儿抚触按摩用品

宝宝的肌肤比较敏感，更需要小心呵护，抚触按摩时可搭配天然有机的乳液和婴儿油，减少皮肤摩擦力度。在选择产品时，建议先索取试用品，在宝宝身上进行皮肤测试：先在宝宝手部一小块皮肤上抹一小滴婴儿油或乳液，等 30 分钟，如果该处出现红肿，而且 1 ~ 2 小时后才消失，就表示宝宝对该产品过敏，请改用别的产品。

 父母的身心准备

婴幼儿抚触按摩是成人与婴幼儿沟通的方式之一。在抚触按摩过程中，父母必须了解并学习接受宝宝的种种反应，适时地给予回应，宝宝才能在舒服且安心的状况下接受抚触按摩。建议父母在给宝宝抚触按摩前冲个澡，或是放点轻音乐，让自己和宝宝的身心都处于轻松愉悦的状态，这样抚触按摩时才更有耐心。此外要切记，宝宝并不是随时都处于喜欢被抚触按摩，若是宝宝表现出不耐烦或是不喜欢的表情，千万不要勉强。学会彼此尊重，是学习亲子抚触按摩非常重要的课题。

 打造适合亲子抚触按摩的环境

❶ 选择不会被打扰的环境和时间充裕的时候，在温暖安静的氛围内进行（室温 25 ~ 28℃），室内光线要柔和。

❷ 准备纸尿裤、纸巾、更换的衣物、天然抚触油和宝宝喜欢的玩具（让宝宝在抚触按摩时可以把玩）。

❸ 帮宝宝抚触按摩时，双手要保持干净和温暖，指甲要剪短。先洗手，同时要取下手上有可能伤害到宝宝肌肤的饰品。

❹ 注意宝宝的肌肤必须是健康的，确认没有伤口或过敏的地方，才能进行抚触按摩。

❺ 不要在宝宝不舒服以及吃奶前后进行抚触按摩。

Tips ···

许多父母喜欢帮宝宝抚触按摩，认为抚触按摩有助于增进免疫力和促进宝宝发育。但抚触按摩前的准备非常重要这一点常被忽视，请父母务必注意。

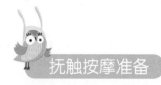

抚触按摩准备

抚触按摩前的环境准备，掌握"暖、搓、垫、观察"四口诀

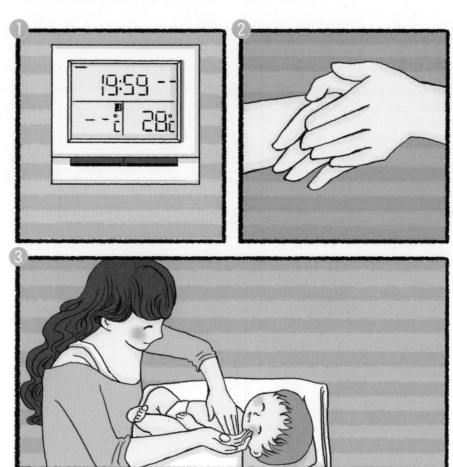

步骤

1. **暖**：室温保持在25～28℃的温暖状态比较适合按摩。
2. **搓**：取约一角硬币（人民币）大小的乳液，于手上搓热（约5秒）再按摩。
3. **垫**：在宝宝身体下方垫大毛巾。
4. **观察**：观察到宝宝有不适的反应就停止。

抚触按摩准备

开始抚触按摩前，父母的准备事项很重要。

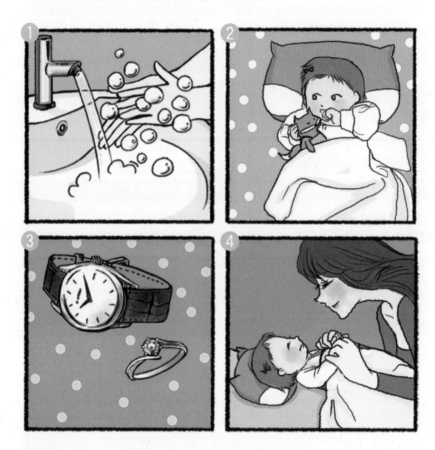

步骤

1. 洗净双手，并注意搓手以保证手部处于温热状态。

2. 准备好宝宝喜欢的玩具、音乐，并调和灯光。

3. 将手上的饰品都取下。

4. 跟宝宝说："我们要开始抚触按摩了，好吗？"

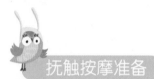

掌握抚触按摩前后四大准则，效果加倍。

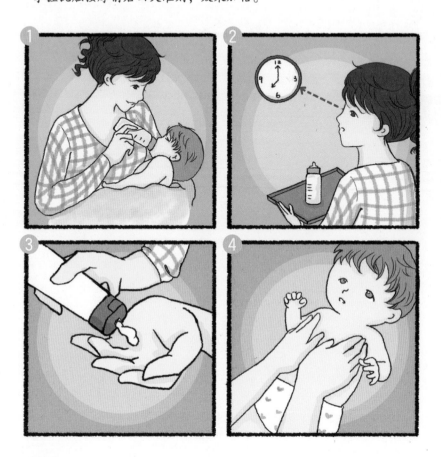

步骤

1. 6个月以上的宝宝，开始与结束抚触按摩时可喝少量温水。

2. 进食后1小时内不能抚触按摩，以免导致宝宝消化不良。

3. 挑选婴儿专用护肤品，既避免皮肤过度摩擦，又可以滋养宝宝肌肤。

4. 宝宝睡觉时可以进行抚触按摩，但清醒时进行，效果能事半功倍！

Tips

给宝宝抚触按摩时，力道要非常轻，越小的宝宝越要轻。力道太重会让宝宝习惯强烈的刺激，这是不正确的，应以最小刺激达到最好的效果。

★ 亲子抚触按摩前的注意事项

亲子抚触按摩 Q & A

孕期

Q 怀孕几个月开始按摩较为合适呢?

A 在怀孕 3 个月时,宝宝就已经能感受到来自外界的刺激了,所以孕妈妈和准爸爸不妨把手放在孕妈妈肚子上,通过肚皮轻轻和宝宝打招呼。初为人母,一开始可能还感觉不到宝宝的反应,但随着周数增加,宝宝在活动时就会碰撞到爸妈的手。这样的互动可以帮助准父母跟胎宝宝建立更深的情感。

Q 孕期按摩有什么要特别注意的吗?

A 怀孕到了晚期(第 29 ~ 40 周),由于孕妈妈在这个阶段比较容易因刺激而引发宫缩,在抚摸时动作要更轻柔,特别是一些有早产病史或属于高风险的孕妇,要尽量减少过度刺激肚子。若身体状况不适合进行按摩,准爸爸可以在适当的时候拥抱孕妈妈,拥抱不只会让妈妈觉得很幸福,肚子里的胎宝宝也能感受到那份温暖与幸福。

Q 新生儿软软的，可以抚触吗?

A 新生儿可以进行抚触，但力道要轻柔。一开始抚触时间不需太长，先试一下宝宝对抚触的反应。若是宝宝一开始表现出抗拒的样子，就要放慢进度，先多抱抱宝宝，再轻轻抚摸，在建立足够的信任之后再开始进行抚触。宝宝通常都很喜欢脚部抚触，建议先从脚和腿部的抚触开始，让宝宝习惯被抚触。

Q 若是宝宝在抚触按摩时哭泣，是否该继续进行?

A 若是宝宝出现不耐烦、身体僵硬、手臂弯曲、转头、拒绝眼神接触，甚至大哭等情况，表示宝宝不想接受抚触按摩。此时将宝宝抱起来哄哄，试着跟宝宝说说话，不必勉强帮宝宝抚触按摩。

Q 抚触按摩时一定要脱光吗?

A 不一定要帮宝宝脱光衣服。宝宝可以穿着舒服的纱布衣，让父母进行手部、脚部和脸部的局部抚触按摩。如果是背部与腹部这类大面积的身体抚触按摩，可以在洗澡后进行。在冬天，要特别注意给宝宝身体保暖，室温尽量维持在 25 ~ 28℃，也可以把大毛巾垫在宝宝身体底下来加强保暖。

Q 爸爸参与抚触按摩对宝宝是否有益处?

A 父母亲与孩子之间的抚触按摩互动,对亲子关系非常有益,不只是妈妈,爸爸或是其他家人都可通过抚触带给宝宝成长刺激。

若是由爸爸进行抚触按摩,不只是可以帮助宝宝成长,还可以增加父亲育儿的自信与成就感。

Q 什么时间最适合抚触按摩?

A 尽量在宝宝处于清醒且安静的状况下进行抚触按摩。此时的宝宝精神状况良好,活动量虽然不大,但意识清醒、呼吸规律,是与宝宝互动的最佳时机。这时候不论是帮宝宝抚触,还是给予宝宝听觉、视觉等刺激,都可以获得宝宝的正向回应。

建议父母在宝宝睡觉前,或洗完澡之后,观察宝宝是否处于这样清醒且安静的状态,如果是,可以趁这段时间进行抚触按摩。

Part 2 | 启蒙实操
亲子抚触与宝宝的七觉启蒙

0~12个月是宝宝感官知觉发展的黄金时期，越早进行婴幼儿抚触按摩，就能越早促进宝宝大脑发育及各感官系统发育，并促进神经系统发育。

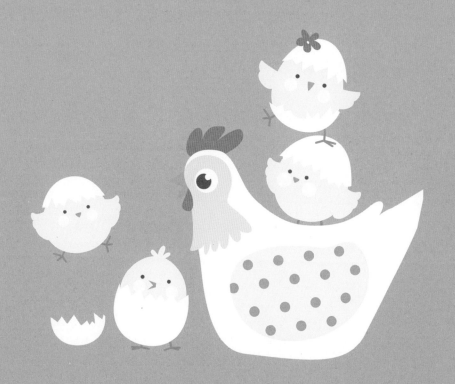

0 ~ 3个月宝宝的
七觉发展特征

视觉

宝宝在刚出生时视线是模糊的，最多只能看得到 25 厘米之内的范围。这个大约是哺乳时妈妈脸部与宝宝的距离，妈妈不妨趁哺乳与宝宝做一些亲密的互动。

到了 2 个月左右，宝宝的眼睛便可以稳定地追踪移动的物品了。到 3 个月大时，宝宝已经可以聚焦到 100 厘米以内的范围，不过还无法看到细节。这时妈妈可以慢慢移动宝宝熟悉的物品，以此让宝宝的眼睛做运动，并通过抚触来舒缓宝宝的视觉疲劳。

此外，有些宝宝可能因为鼻泪管尚未发育完成，眼角较容易有分泌物或出现泪眼汪汪的情况，建议通过抚触来舒缓鼻泪管堵塞的情形。

刚出生的宝宝还无法看太远的距离，建议新手爸妈试试"内眼角抚触法"，一天 3 ~ 4 次，不仅可以让宝宝的双眼更明亮，也有助于鼻泪管畅通哟！

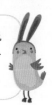

Tips

如果宝宝老是泪眼汪汪，有时眼睛还红红的，这时千万别大意，很可能是鼻泪管堵塞，严重时甚至会引起发炎或感染，建议及早带宝宝去医院做检查。

👁 视觉启蒙

每天对内眼角进行，宝宝双眼更明亮。

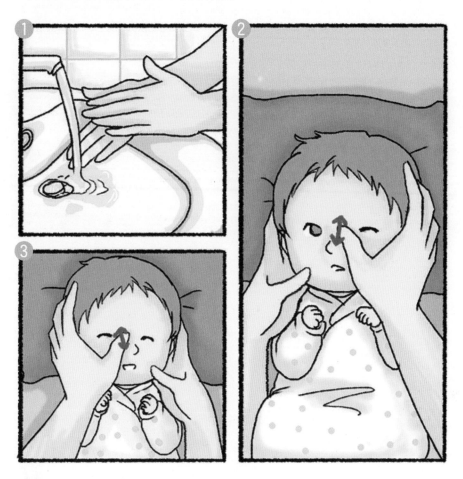

步骤

1. **洗**：抚触前将双手洗净。

2. **揉**：用拇指在宝宝内眼角处轻柔地按15次。

3. **揉**：换另一边内眼角时，建议换另一根指头按15次，以避免感染。

听觉

刚出生的宝宝会记得在子宫里面听到的声音，不论是妈妈的声音还是播放的音乐，宝宝的脑海里都还留有记忆。

有研究指出，宝宝甚至可以区别不同的说话声音，也可以分辨"啪"或"哒"的声音。建议此时多念绘本给宝宝听，或是通过沙锤和玩具发出声音，来刺激宝宝的听力，让他听到不同的声音。

到了 3 个月大左右，宝宝就开始想模仿他听到的声音，父母可以在抚触时多发出声音与宝宝互动，并在宝宝试图发出声音时用赞美的语言来鼓励宝宝。

触觉

新生儿最喜欢肌肤接触，对抚摸、碰触都会有本能的反应，例如碰触到宝宝的嘴巴时他会表现出吸吮的动作。不论是足月还是早产的宝宝，在父母怀中呼吸都会更顺畅，哭得更少。

华盛顿大学的科学家研究发现，经常接受声音刺激的宝宝，可以有效提升其语言辨识能力！建议洗澡后 30 分钟，轻轻为宝宝的耳朵做抚触，并对宝宝说话，不仅可以增强宝宝的听力，还有助于宝宝未来学习更专注！

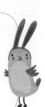

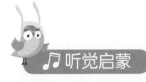

♫ 听觉启蒙

边唱边抚触，启发宝宝语言学习力。

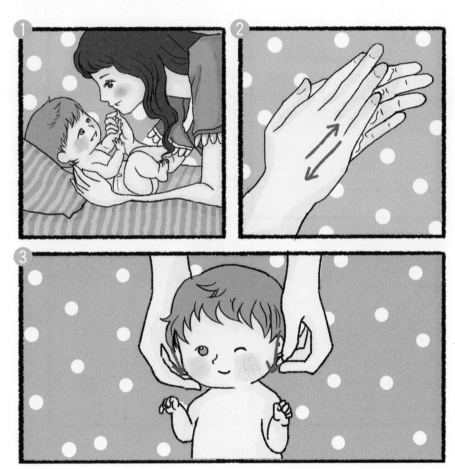

步骤

1. 抚触前对着宝宝轻声哼歌，或是播放轻柔的音乐。

2. 双手擦乳液，并搓热至适合宝宝的37.5℃左右。

3. 用拇指和食指，轻轻由上而下按宝宝的耳朵2分钟。

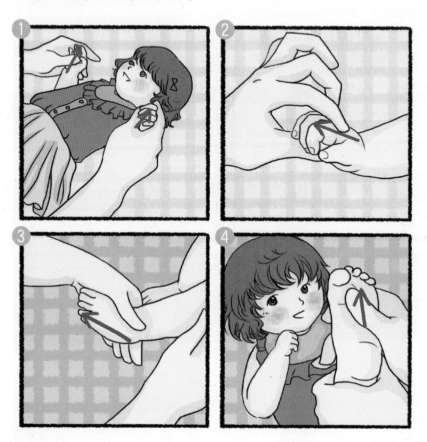

四部位抚触，宝宝情绪更稳定。

步骤

1. **手掌：** 用两手拇指由宝宝手腕处往指尖方向按1分钟。

2. **手背：** 由宝宝的手腕往指尖方向按1分钟。

3. **脚背：** 用掌心从宝宝脚弓处往脚趾方向按1分钟。

4. **脚掌：** 用拇指指腹从宝宝脚跟处往脚趾方向按1分钟。

Tips

宝宝在3个月大以前仍有抓握反应，进行四部位抚触时，宝宝的手指会自然握拳。

父母可以通过抚触或帮宝宝洗澡与宝宝多做肌肤上的接触，不只让宝宝情绪更稳定，还可以提升宝宝睡眠品质，增强宝宝免疫力。

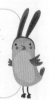

宝宝主要是通过触觉来认识世界。每天进行抚触，除了可以刺激布满神经的手部和脚部，有助于开发宝宝探索世界的触觉，还有助于安定宝宝的情绪。

嗅觉、味觉

宝宝在出生后就具有嗅觉、味觉，且能尝出甜、酸、苦味。而妈妈的气味，身上的奶味，甚至是妈妈所用美容保养品的香味，都可以让宝宝产生熟悉的感觉，进而得到安抚。当宝宝闻到妈妈的气味，会很自然地寻找妈妈的乳房并开始动动嘴巴，也会停止哭泣。而母乳喂养的宝宝，通常会比人工喂养的宝宝更快嗅出妈妈的气味，并做出反应。

建议父母将各种不同的气味的水果、花草、日常用品（具有天然香味的洗发水、沐浴乳、婴儿油等）放在宝宝的鼻子下，让宝宝嗅闻，并告诉宝宝他正在闻什么。不过要注意不要让宝宝吸入或是碰到太刺激的调料，像是胡椒粉、芥末、辣椒等，以免过度刺激。

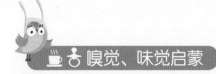

嗅觉、味觉启蒙

微笑抚触法，促进宝宝嗅觉、味觉发展。

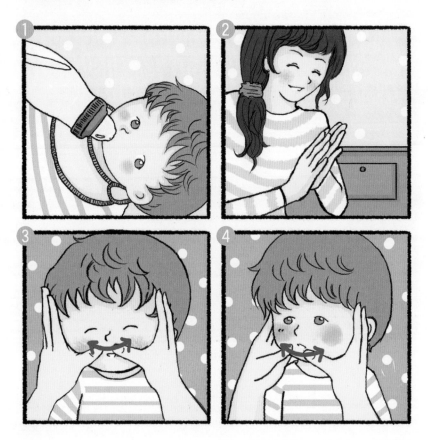

步骤

1. 吸吮奶水时宝宝会用到大量脸部肌肉，喝饱1小时后不妨通过抚触来放松。

2. 抚触前，双手擦乳液，并搓热双手至适合宝宝的37.5℃左右。

3. 双手大拇指沿着宝宝上唇中线往两侧按3次。

4. 双手大拇指沿着宝宝下唇中线往两侧按3次。

前庭平衡觉

宝宝在 2 个月大左右，脖子已经慢慢具有支撑力，在趴着的时候可以抬头，这代表宝宝的前庭平衡觉在逐渐发展。

训练宝宝的前庭平衡觉，可以通过一些小游戏进行。比如，把宝宝卷在被子里轻轻左右滚动，或是等宝宝大一点（7 个月以上），将宝宝放在被单或大毛巾的中间，由父母拉着两端轻轻地摇晃。

在这期间，爸妈也可通过一些颈部或是核心肌群的抚触，帮助宝宝学习趴、抬头等练习，有助于前庭平衡觉发展。

抬头是宝宝学习平衡的第一个动作，但一整天练习下来，宝宝的颈部会酸痛。这时爸妈可以利用颈部抚触法，帮助宝宝放松颈部肌肉、缓解疲劳，进而增强肌肉发育。这样宝宝未来爬、走、跑的学习也会更快哟！

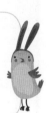

前庭平衡觉启蒙

来回推推颈部抚触法，加强抬头平衡力。

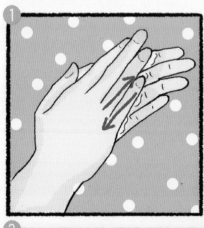

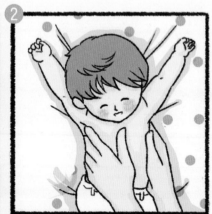

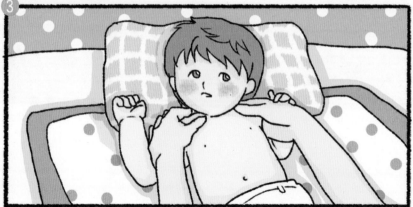

步骤

1. 双手擦乳液并搓热至适合宝宝的37.5℃左右。

2. 让宝宝在床上仰躺，并对宝宝说："我们要开始抚触啦！"

3. 按照耳朵→颈→肩膀的顺序轻按15次。

4. 再按照肩膀→颈→耳朵的顺序，轻按15次。

本体觉

本体觉的发展是从大动作逐渐发展到精细动作，要到五六岁才会发育完全。

对于婴儿，爸妈可以试着教给宝宝认识自己身体的部位，比如在抚触时跟宝宝说："这是你的脚，这是你的手。"当然，也不要阻止宝宝玩自己的手或脚，这些都有助于强化宝宝对于自己身体的认知。

0～3岁是宝宝发育的关键时期，利用简单的三招背部抚触，除了可以帮宝宝缓解肌肉紧张，还能促进脊椎发育，以及宝宝的本体觉发展。

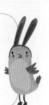

★ 0～3个月宝宝的七觉发展特征

本体觉启蒙

三招背部抚触技巧，强化宝宝脊椎发育。

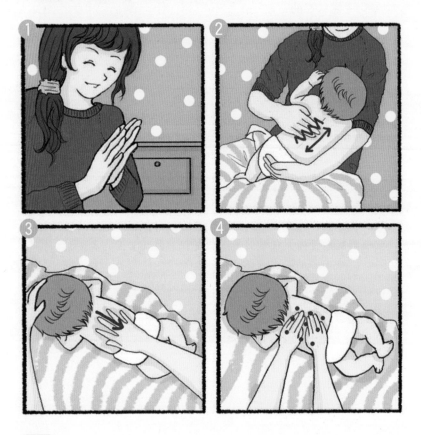

步骤

1. 双手擦乳液，并搓热至适合宝宝的37.5℃左右。

2. 一手抱着宝宝，一手轻搭在宝宝背上，左右交错抚按20次。

3. 让宝宝趴在抚触者腿上，用手掌从宝宝后颈往臀部再到脚踝处轻柔抚按20次。

4. 用双手指腹轻轻按压背部九个点（如图4），从上到下进行5次。

4～6个月宝宝的七觉发展特征

视觉

5个月大的宝宝开始建立眼睛与身体的协调性，爸妈可以仔细观察宝宝，看看他是不是看到新奇的事物就伸手拿。这代表宝宝的手眼协调能力在逐渐发育。

到了6个月大，宝宝的视野已经可以看到180度的范围，而且开始拥有视觉的深度知觉，比如把宝宝高高举起再放下，宝宝会发现爸妈越是接近他，看起来越大。

在这段时期，爸妈可以进行相关抚触，以促进宝宝视觉发展。

这个阶段的宝宝视力尚未完全发育，若是太早接触手机或平板电脑等电子产品，容易导致视力问题。建议爸妈在睡觉前、起床后帮宝宝做保护视力的抚触，有助于宝宝的视力发育哟！

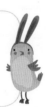

视觉启蒙

保护视力抚触，巩固好视力。

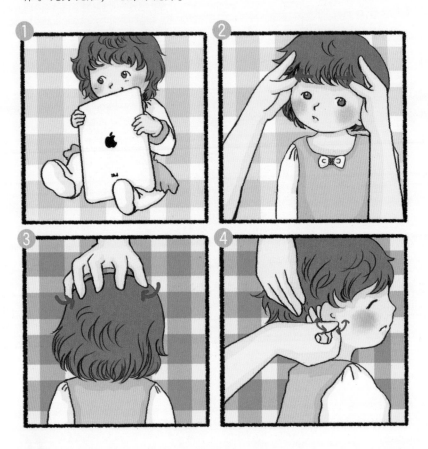

步骤

1. 2岁以下的孩子应减少使用平板电脑及智能手机，爸妈千万不要仰赖"电子产品保姆"。

2. **眉毛：**双手拇指从眉心往外滑按10次。

3. **头顶：**用五指指腹轻柔抓按宝宝头顶10下。

4. **耳垂：**用旋转方式轻轻搓揉耳垂，每耳各10次。

听觉

5个月开始，宝宝对外界的声音辨识能力更加敏锐，听到自己的声音也很开心。建议爸妈这时多鼓励宝宝发出声音并通过抚触刺激宝宝的听力发展，让宝宝听力更灵敏。进行促进听觉的抚触，在声音识别和语言学习上都有很大益处！

研究发现，3岁前是听觉发展的黄金时段，通过抚触可以刺激宝宝的听力发展，让宝宝听觉更灵敏，为宝宝的认知发展，甚至是日后的抽象思考能力奠定好基础。

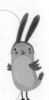

触觉

宝宝在4个月大时对触觉的感受更加灵敏，同时开始想抓取物品。这时爸妈可以帮助宝宝练习如何抓东西，也可以通过不同形状、大小、材质的玩具，让宝宝接触各种物质。

把握这段时期，爸妈可以通过抚触加强与宝宝的肌肤接触。比如，对手指进行抚触让宝宝的小肌肉发展更强健，学习抓握东西时会更顺手，宝宝也更有成就感。

♬听觉启蒙

2分钟健耳抚触，宝宝听觉更灵敏。

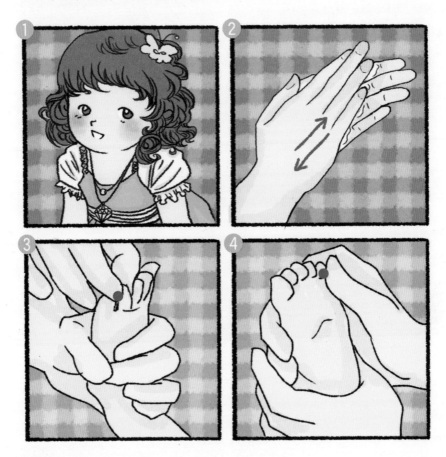

步骤

1. 3岁前多按宝宝的脚趾头，把握听觉发展的黄金时段。

2. 抚触前先双手擦乳液，并搓热至适合宝宝的37.5℃左右。

3. 轻按宝宝第四趾1分钟，再换另一只脚轻按1分钟。

4. 轻按宝宝小趾1分钟，再换另一只脚轻按1分钟。每天早晚各一次。

触觉启蒙

每根手指按八拍，开发大脑触觉区。

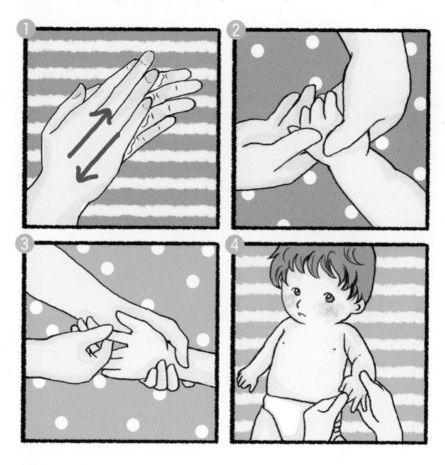

步骤

1. 双手擦乳液，并搓热至适合宝宝的37.5℃左右。

2. 用拇指轻按宝宝手掌，使宝宝的小手张开。

3. 用拇指与食指轻按宝宝手指，从小指开始，依序对每根指头进行抚触。

4. 每根手指各按一个八拍，发出声音，数着拍子跟宝宝互动。

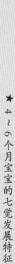

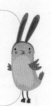

宝宝学抓握的动作，除了增强肌力，同时也训练手眼协调性。这时帮宝宝做手指抚触操，将使宝宝学习力倍增，也有助于大脑触觉区的开发。进行抚触时，爸妈不妨大声数拍子，与宝宝进行亲密互动。

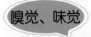

嗅觉、味觉

宝宝从 4 个月大时能辨识出咸味，并对咸味产生兴趣。在嗅觉方面，对于不喜欢的气味会产生明显的反应。由于每个宝宝接触的食物不同，味觉偏好也不同，所以满 6 个月，当宝宝看见大人吃东西会产生兴趣时，就可以尝试辅食了。爸妈可以凭借吃东西后表现出的样子，判断宝宝对不同食物的兴趣。

宝宝开始接触外在环境，也开始接触较多的人，感冒的概率提高。这时可以通过抚触来缓解鼻塞、流鼻涕的不适，也可以通过脸部抚触，帮助宝宝舒缓吃奶、咀嚼产生的肌肉疲劳。

此外，这个阶段，宝宝开始长牙，可能会出现口水变多、睡不好、烦躁或是哭闹的状况。爸妈可以有针对地通过动特定穴位和口腔进行抚触来减少宝宝长牙的不适感。记得要有耐心，宝宝可能需要爸妈更多的拥抱与安抚，才能度过长牙期。

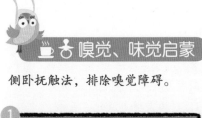

嗅觉、味觉启蒙

侧卧抚触法，排除嗅觉障碍。

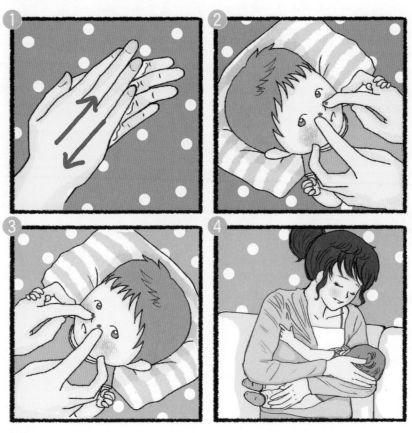

步骤

1. 双手擦乳液，并搓热至适合宝宝的37.5℃左右。
2. 若左侧鼻塞则让宝宝右卧，双手按压鼻翼两侧的迎香穴10下。
3. 若右侧鼻塞则让宝宝左卧，双手按压鼻翼两侧的迎香穴10下。
4. 宝宝鼻腔畅通，吃奶胃口变更好！

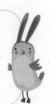

宝宝有时会有鼻塞的问题，并因此导致食欲大减，不爱喝奶，严重时甚至会影响到嗅觉、味觉的发展。这时轻按宝宝鼻翼两侧的迎香穴 10 下，可以有效改善鼻塞问题，让宝宝呼吸更畅通！

Tips

若宝宝左侧鼻塞，可让宝宝右卧进行抚触；若宝宝右侧鼻塞，则让宝宝左卧进行抚触。

前庭平衡觉

4 ~ 6 个月大的宝宝已经可以将头挺得很好了。当宝宝趴着的时候，爸妈不妨利用玩具吸引宝宝，让他转向右上方或左上方，当宝宝重心往一边侧时，爸妈就可以帮助宝宝练习翻身。

此外，爸妈也可以通过播放轻音乐，轻轻抱着宝宝跳舞，或是采用不同的姿势来抱宝宝，跟宝宝玩耍来训练宝宝的前庭平衡感。

在宝宝学习翻身的阶段，建议多帮宝宝背部进行抚触，有助于脊椎发育，同时也能刺激前庭神经系统，让宝宝前庭平衡觉发展得更好！

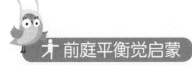

前庭平衡觉启蒙

翻身辅助抚触，促进前庭平衡觉发展。

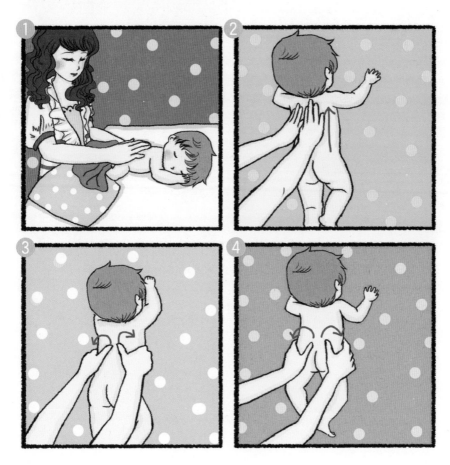

步骤

1. 让宝宝俯卧躺在干净的布上。
2. 双手放在宝宝脊椎两侧，从臀部往上推至肩膀，共3次。
3. 拇指指腹沿着宝宝脊椎往上，以转小圈的方式按至肩膀，共3次。
4. 同步骤3的方式对宝宝的小屁屁进行抚触，共3次。

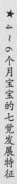

本体觉

4～6个月大的宝宝已经开始学习翻身或滚动身体，这时应该加强宝宝背部和手部抚触，让宝宝学习翻身更有力。

除此之外，爸妈也可以让宝宝趴或躺在地垫上或床上，通过探索环境，宝宝能同时活动与发展肌肉。

其他一些简单的击掌、拍手等游戏，都能让宝宝练习伸展的动作。

宝宝开始学坐时，除了可以协助宝宝调整正确的姿势，还可搭配搓、捏、拍等，有助于预防并改善姿势不当导致的脊椎侧弯等问题，还可提供本体觉的刺激，让宝宝翻身动作做得更好。

Tips

记得拍手、击掌的动作要轻柔，别过度用力。

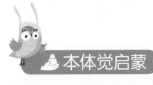

本体觉启蒙

搓、捏、拍，提供本体觉刺激。

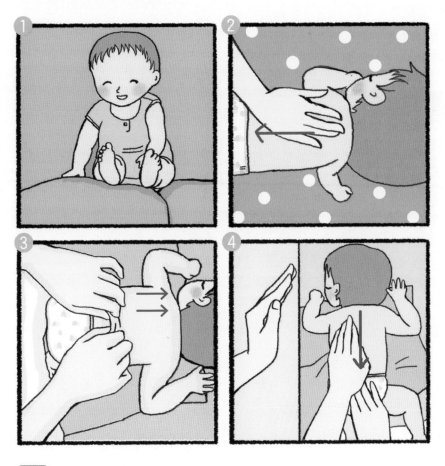

步骤

1. 宝宝在6个月大之后开始学坐。
2. **搓：**搭配乳液，用掌心由上而下搓揉宝宝脊椎，共7次。
3. **捏：**用三指捏脊椎两旁的皮肤，由臀部往上捏至颈部，共7次。
4. **拍：**五指尖端由上而下轻拍宝宝脊椎，共5次。

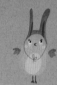

7 ~ 9 个月宝宝的
七觉发展特征

视觉

　　7 个月大的宝宝，眼外肌开始产生协同作用，除了能正确地控制眼球运动，双眼可以长时间注视某个物体，且能看到较远距离的较小目标。

　　宝宝的眼睛在这期间已经有调节作用，物体靠近眼睛时会有眼球内聚及缩瞳反应，建议多进行眼部抚触，帮助宝宝放松眼部肌肉，并尽量避免宝宝过早接触电子产品以及会射出强光的玩具，以免导致弱视或是影响视力。

听觉

　　8 个月大的宝宝已经开始听得懂一些简单的字词。虽然发音未必标准，但是宝宝已经可以模仿大人发音了。这时爸妈可以通过故事书来训练宝宝连结字词和书中图画的内容，比如，问宝宝："鸟在哪里？"让宝宝用手指书中的鸟，训练宝宝对语言的理解力。

> 宝宝并不是一生下来就拥有好视力，而是在出生后慢慢发育，建议把握 0 ~ 3 岁的视觉发展黄金期。
> 在白天 8:00 ~ 9:00 点和晚上 20:00 ~ 21:00，每天进行两次 5 分钟的抚触按摩，可促进宝宝的视觉发育。

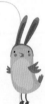

保护视力的抚触，巩固好视力。

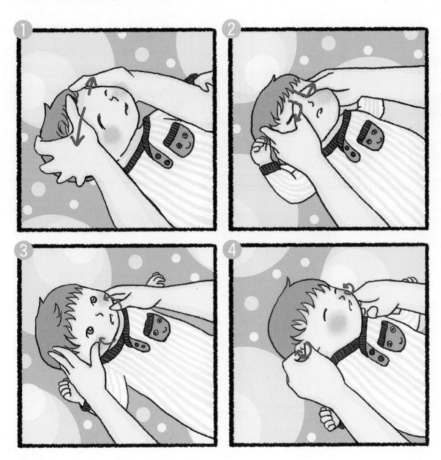

步骤

1. 用大拇指从发际中心往外滑推至太阳穴，共5次。
2. 大拇指顺着鼻翼两侧由上而下轻按，共5次。
3. 大拇指从下巴滑按至耳垂下方，共5次。
4. 从耳窝开始按，来到耳垂，再往上到耳尖，反复5次。

♫ 听觉启蒙

轻按耳朵三穴位，活化耳神经。

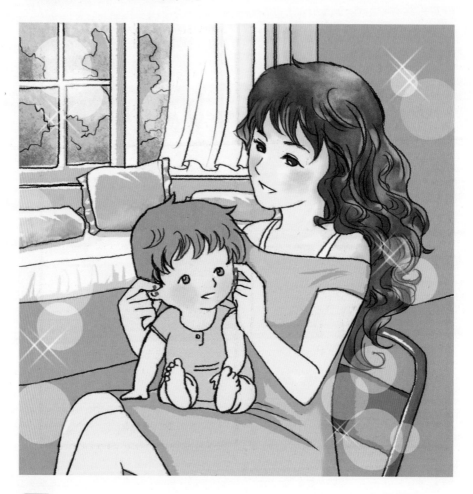

步骤

1. 用双手在宝宝耳垂上方的凹陷处（耳门穴）按20下。
2. 用双手在宝宝耳垂旁边的凹陷处（听宫穴）按20下。
3. 用双手在宝宝下颌骨髁状突的后方（听会穴）按20下。

在这个阶段，活泼好动的宝宝开始频繁接触外面的世界，各式各样的声音有时会造成宝宝不安或听力疲乏的情况，建议通过按压耳穴得到舒缓，维持宝宝的好听力。

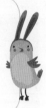

让宝宝多听、多感受各式各样的声音，可以有效提升宝宝的语言学习与认知力，平时多念绘本给宝宝听，以增加宝宝的词汇，为语言发展奠定基础。此外，还可通过抚触来活化宝宝的耳神经。

触觉

7～9个月大的宝宝会用身体的各个部位来碰触、探索这个世界，同时也会通过学坐、学爬的过程来获得触觉上的刺激。这时爸妈可以适时地帮宝宝背部进行抚触，由于背部脊椎是中枢神经与周围神经系统所汇集的重要部位，通过触觉刺激，不仅可以启发宝宝的大脑发育，还可以帮助宝宝放松肌肉，对学坐、学爬都有益。

在宝宝背部的脊椎两侧画圈圈，除了可以活络中枢神经与周围的神经，还可以放松肌肉，对宝宝的触觉发育有正向影响。

触觉启蒙

画圈圈抚触法，触觉发展更稳定。

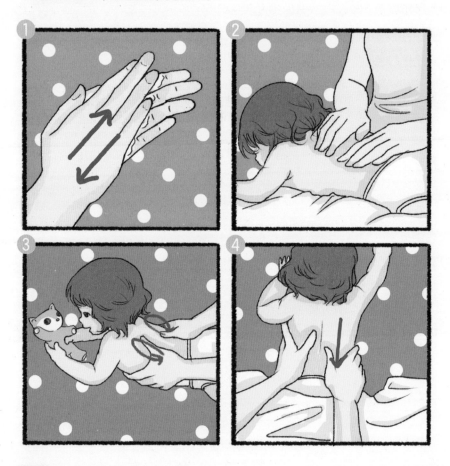

步骤

1. 双手擦乳液，并搓热至适合宝宝的37.5℃左右。

2. 让宝宝趴在床上，双手轻柔地放在宝宝背上停30秒。

3. 拇指在宝宝背部轻柔地画小圈，避免压到宝宝的脊椎。

4. 从上背往下背的方向画圈，左右各进行90秒。

Tips

给宝宝一个小玩具，宝宝会比较愿意配合抚触。

嗅觉、味觉

宝宝在这个阶段已经开始接触到多种辅食，无论在咀嚼方面还是在吞咽方面，都表现出很大进步。同时也有了味觉方面的偏好，而在嗅觉方面的辨识力也更加敏锐。

当宝宝开始吃辅食时，必须注意宝宝摄入均衡的营养，多吃不同颜色的蔬菜、水果、肉类，可以让他们尝试一些较软的固体食物，满足宝宝口腔期的欲望。

除此之外，也可以让宝宝多闻闻不同的气味，像是各种蔬果的香气，或是到户外闻闻花香，以促进宝宝嗅觉发展。

鼻子过敏是宝宝最常见的问题，若爸妈没注意，可能会影响到宝宝的嗅觉、味觉发育。建议爸妈在早上起床时，替宝宝做 30 秒的脸部抚触，就能缓解过敏导致的不适，让宝宝的嗅觉、味觉发展得更好。

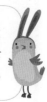

前庭平衡觉

7～9个月大的宝宝在滚动身体、坐起来等方面，已经可以控制得更好，甚至还开始想要爬和站起来，也会上下左右摇晃身体。爸妈如果体力够的话，建议使用背巾或背带带着宝宝一起散步，适度刺激宝宝的前庭平衡觉。

此外，在安抚宝宝时，可以试着轻而缓地摇摇宝宝，或者让宝宝练习自己坐在儿童椅或婴儿车上，这些都有助宝宝学习如何平衡自己的身体。

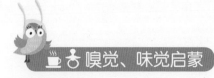

嗅觉、味觉启蒙

30秒脸部抚触，改善嗅觉、味觉问题。

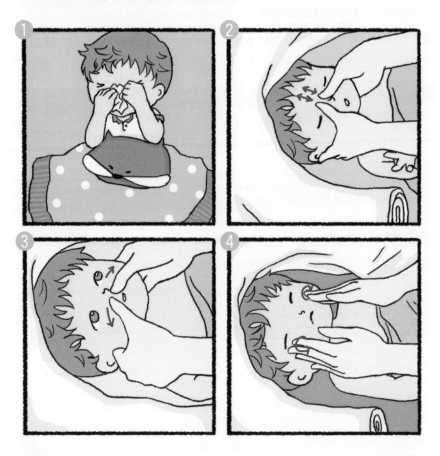

步骤

1. 宝宝鼻子过敏，一起床就打喷嚏。

2. 双手拇指沿着宝宝鼻梁两侧上下来回滑推，共5次。

3. 双手拇指从宝宝人中往外推，共5次。

4. 用食指、中指指腹从宝宝两颊往耳朵画圆，共3次。

前庭平衡觉启蒙

两捏两转，强化肢体平衡能力。

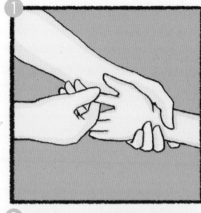

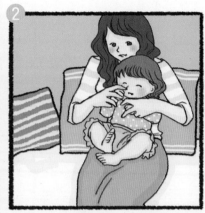

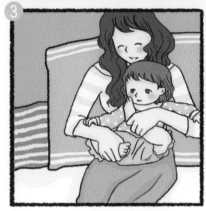

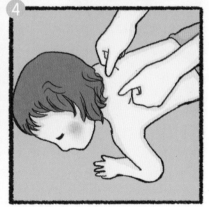

步骤

1. **捏手**：揉捏宝宝的手指，每根手指捏10下。
2. **转手**：抓着宝宝的手顺时针绕10圈，逆时针绕10圈。
3. **转脚**：握着宝宝的脚踝顺时针绕10圈，逆时针绕10圈。
4. **捏背**：从尾椎沿脊椎两侧往上捏，到肩膀时顺着脊椎滑下。

爬行所带来的速度感，对于前庭系统的发育有一定的刺激作用，但要注意宝宝的肢体协调性，以及肌肉是否有足够的力量。建议在睡前帮宝宝抚触，可以有效加强宝宝的肢体协调能力与肌耐力。

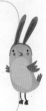

本体觉

在宝宝开始学爬的这个阶段，可以引导宝宝多爬行，有助于他学习如何整合身体的各个部位，也可以训练眼与身体的协调性。由于宝宝的手眼协调能力已有初步发展，可以控制身体在空间内的运动，也知道自己与其他东西的位置，并判断距离，在设定目标后会自己移动过去拿。

爸妈可以利用这段时间，在家里多留一点空间，帮宝宝设定目标，并鼓励宝宝多多爬行，通过爬去抓取喜欢的玩具或物品。这对宝宝前庭平衡觉及本体觉的发展都很有帮助。

宝宝爬得越多，代表身体协调能力越佳，由于肢体得到充分活动，更能刺激本体觉的发展。爸妈除了在宝宝爬行时给予辅助之外，不妨在洗完澡或是睡前帮宝宝进行背部抚触，可以促进脊椎发育，增加动作协调性，让宝宝爬得更好。

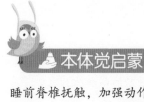

本体觉启蒙

睡前脊椎抚触，加强动作协调性。

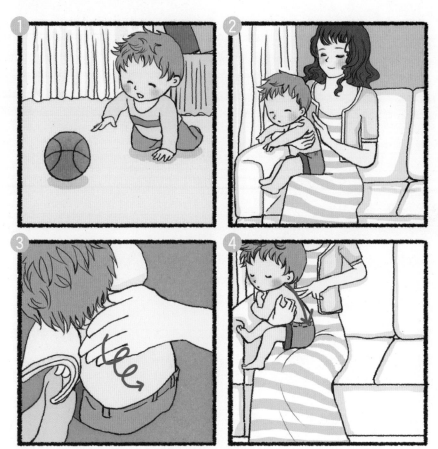

步骤

1. 宝宝学爬时背部承受压力大，建议进行背部抚触，宝宝会爬得更好。

2. 五指并拢，掌心贴着宝宝背部上下抚滑5次。

3. 接着换以指腹抚触，在宝宝背部画小圆。

4. 妈妈两指呈"V"形，沿宝宝脊椎两侧由上往下滑按，做5次。

10～12个月宝宝的
七觉发展特征

视觉

　　在这个阶段，宝宝的双眼已经可以同时对准目标，也能调整自己的身体以看清楚想看的东西，手眼更加协调。

　　这时宝宝可能会对爸妈的手机、平板电脑产生兴趣，也想跟着大人看电视。

　　美国儿科学会呼吁，尽量不要让2岁以下的孩子过度接触电视或平板电脑，因为长时间看电子屏幕，不利于宝宝空间立体感的整合性发展。建议多带宝宝从事户外活动，协助其视觉发展。这样还能降低近视的发生。

> 预防胜于治疗，除了每天使用电子产品的时间不宜超过30分钟，还可以搭配有效简单的抚触，加强保护孩子眼睛，照顾好孩子的视力健康。

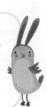

Tips

别让电子产品伤害了宝宝的视力，如果必须要玩，养成每玩30分钟就要休息10分钟的习惯。

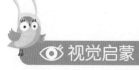

视觉启蒙

四招抚触技巧，增强眼睛防护力。

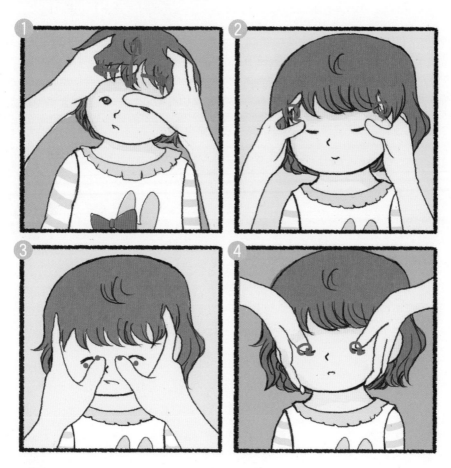

步骤

1. 用拇指指腹从眉心上下轻推，再左右轻推，各20次。

2. 拇指指腹轻轻按揉太阳穴1分钟。

3. 双手拇指指腹按内眼角处与眼下各20次。

4. 让宝宝闭上眼，用拇指指腹轻轻按揉眼球20次。

听觉

宝宝在这个阶段已经会通过环境的各种声音做出不同反应，例如随着音乐晃动手脚，或是将头转向声音的来源。宝宝也开始理解字意，是奠定语言学习的时机，爸妈要尽量多对宝宝说话，也可以教给宝宝简单的手势或摇头、点头，鼓励宝宝表达自己的意见与想法。

> 耳朵有很多神经、穴位，帮宝宝做耳部保健操，除了有助于宝宝的听力发展，预防耳鸣之外，也能带来安抚作用，让宝宝情绪更稳定。

触觉

2岁以前的幼儿，通常是凭借触摸与探索来培养空间概念。

而在10个月大之后，宝宝的触觉定位越来越清晰，能够分辨接触到的各种材质。这时可以在地上铺不同材质的布料或软垫，为宝宝提供一个安全的爬行环境，让宝宝在爬行的过程中促进触觉发育。

虽然宝宝在这个阶段已经长得比较大了，但别忘了经常摸摸宝宝的身体，或轻柔地捏捏他们的小手、小脚或小脸，并要经常拥抱宝宝，以促进宝宝触觉发育。爸妈不妨在宝宝愿意的时候，继续跟宝宝维持亲密的肌肤接触。

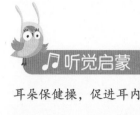

♫ 听觉启蒙

耳朵保健操，促进耳内血液循环。

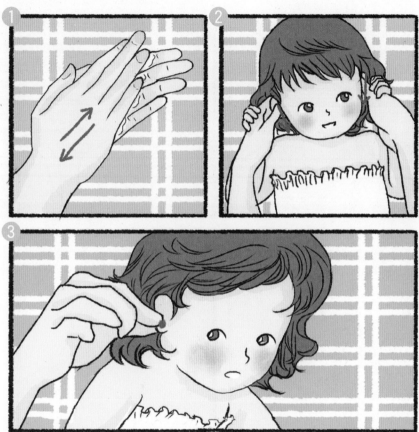

步骤

1. 双手擦乳液，并搓热至适合宝宝的37.5℃左右。

2. 用拇指和食指轻轻按压宝宝的耳朵，从最上方按到耳垂处，重复10次。

3. 轻轻揉捏耳垂20次。

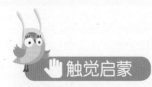

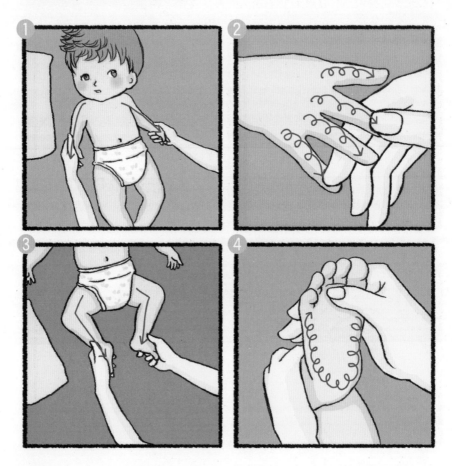

四肢抚触，加强宝宝触觉发展。

步骤

1. 双手从宝宝肩膀滑推到手掌，共4次。

2. 以画小圈的方式从指根往指尖方向按压宝宝的手指，再左右转动手腕，共4次。

3. 双手从宝宝大腿滑推至脚掌，共4次。

4. 顺时针画小圈按压宝宝的脚掌，共4次。

1 岁前是宝宝肢体发育的关键，多帮宝宝做四肢抚触，能促进他全身的血液循环，可以增加宝宝触觉方面的灵活度跟肢体协调能力。建议在洗澡后、睡觉前帮宝宝抚触，按完之后宝宝身体愈加舒服，也会睡得更好。

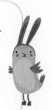

嗅觉、味觉

　　宝宝成长到这个阶段，嗅觉、味觉的辨识能力已经非常敏锐，也能够尝到越来越多的食物了。这时爸妈别忘了注意宝宝的口腔卫生，除了早晚帮宝宝刷牙、清洁口腔外，还要定期带宝宝到口腔医院做检查，以降低龋齿发生的概率。

　　除此之外，爸妈可以通过口腔抚触来缓解宝宝长牙时的不适，还能顺便清洁口腔，让牙龈与牙齿更健康！

宝宝有时因为长牙痛而闹脾气，什么都不想吃，这时新手爸妈不必紧张，只要在饭前 10 分钟帮宝宝进行口腔抚触，就能缓解宝宝口腔的不适感，进一步提高味觉敏感度，让宝宝食欲大增。

嗅觉、味觉启蒙

饭前口腔抚触，提升味觉敏感度。

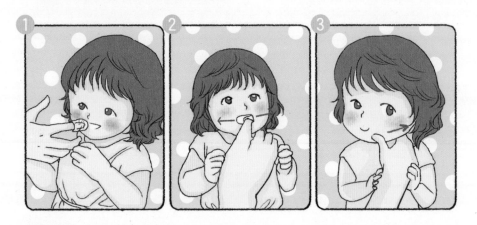

步骤

1. 饭前10分钟，大人清洗双手后戴上指套牙刷或在手指缠上纱布。

2. **按牙龈：** 由上门牙开始往磨牙方向移动，以点状深压的方式按牙龈，再慢慢移动到下排牙龈。

3. **按脸颊：** 大拇指和食指分别夹住脸颊内外侧，轻轻地由内往外滑动10次。

Tips

❶ 若宝宝不排斥，可以用牙刷或洁牙器来代替手指。

❷ 不要在饭后进行口腔抚触。

❸ 若宝宝发烧或口腔有伤口，请不要进行口腔抚触。

前庭平衡觉

10 个月大的宝宝已经会爬、会站，甚至会扶着家具走路，而且也特别喜欢消耗体力的运动，比如骑在爸妈身上玩骑马游戏。除了可以移动身体，眼睛还能四处张望，充分满足宝宝的好奇心。

爸妈可以放一些有节奏感的儿歌或音乐，鼓励宝宝跟着音乐摇摆。如果是在设有软垫或防护的安全环境中，不妨让宝宝体验一些缓慢，但有韵律的运动，比如让宝宝在吊床上轻轻摇摆，或慢慢旋转宝宝坐着的椅子（必须扶好宝宝）。这些都能提升宝宝前庭系统的调节能力。

当宝宝开始扶着东西学站立时，爸妈可以试着帮宝宝进行背臀抚触。由于背臀肌肉是站立时用到最多的肌肉群，建议在洗澡后 30 分钟针对这个部位做抚触，缓解宝宝背臀的疲劳感，有助于宝宝学站、学走，以及提升前庭平衡觉的发育。

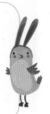

Tips

抚触时一定要避开宝贝的脊椎，以免受伤。

前庭平衡觉启蒙

背臀抚触，增进宝宝平衡练习。

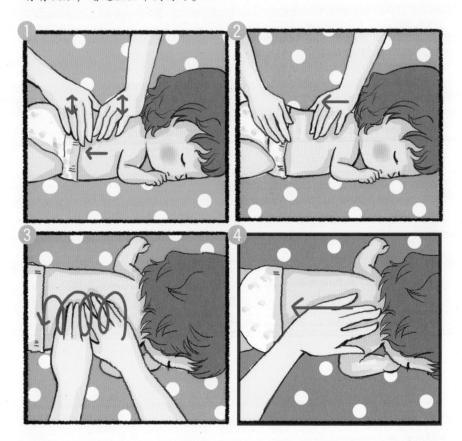

步骤

1. 让宝宝趴着，双手在脊椎两侧由上背往下背按压至臀部，做10次。

2. 由颈部轻滑到臀部，再到脚部，做10次。

3. 除拇指外的四指并拢，用指腹逆时针画圈，从右肩到右下臀，再从左下臀到左肩，做10次。

4. 五指张开，由上背往下背轻抚10次，力道一次比一次轻。

本体觉

宝宝这个阶段的视觉发育已经有明显的进步，眼睛和身体的协调性加强让宝宝可以正确地接东西和丢东西，也能捡拾物品，甚至还可以学习自己扶站、走路。

当宝宝开始学走路时，会调动身体的肌肉群，指挥整个身体的运动，建议爸妈在这个阶段多跟宝宝玩立体拼图、积木等玩具，训练宝宝手眼协调和整体平衡感，也可以通过对身体和腿部进行抚触，促进核心肌群发育得更好，让宝宝学习走路更容易！

宝宝开始学着自己站起来了，建议爸妈让宝宝自由发育，并在睡前帮宝宝的双腿捏、转、踩，有助于加强宝宝的肌张力，还能预防 O 形腿。

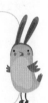

Tips

记得让宝宝多吃奶及其制品、大豆及其制品等，有利于补钙。

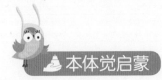

本体觉启蒙

5分钟捏、转、踩，训练宝宝腿部肌肉。

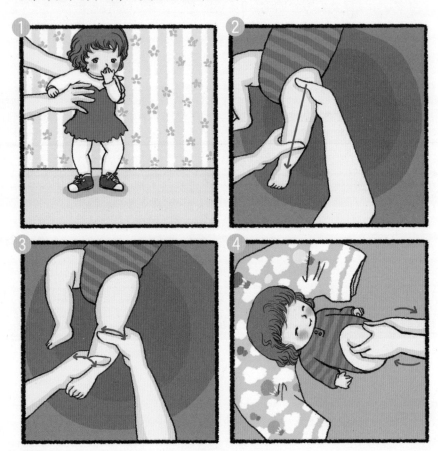

步骤

1. 当宝宝开始自己学站，就可以帮宝宝做腿部抚触了。

2. **捏**：左手固定脚踝，右手从大腿根部往下揉至脚踝，共5次。

3. **转**：双手像拧毛巾一样，分别朝左右轻转宝宝的小腿，从腿部到脚踝，共5次。

4. **踩**：双手抓着宝宝的两只脚，空中踩脚踏车10下。

5分钟调节宝宝免疫力，
缓解不适

经过多年研究及临床经验证明，帮宝宝进行抚触按摩，有助于宝宝生长发育：不仅有利免疫力的调节，还可促进食物的消化与吸收，并减少宝宝哭闹的频率，改善宝宝睡眠品质。

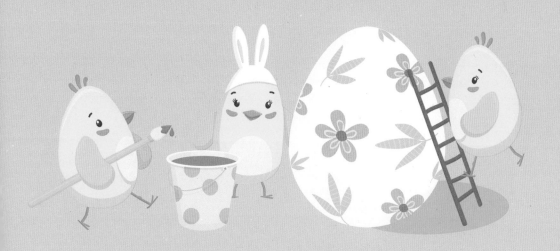

睡眠

睡眠对脑部发展有重要的影响，通过按摩与抚触来帮宝宝建立规律的睡眠习惯，可以让宝宝更健康、更聪明！

无论是大人还是宝宝，睡眠对脑部影响都很重要。刚出生的婴儿大概在6周开始建立睡眠与清醒的周期，到了3～6个月，大部分宝宝都已经有了规律的睡眠周期。睡眠对婴幼儿非常重要，不只会影响心理健康，甚至会影响到生理发育。

宝宝的头几个月，睡眠时间会与喂奶、换纸尿裤等相互影响，大概以每1～3小时为一个周期。小宝宝一天的总睡眠时数为10.5～18小时。宝宝疲累、需要睡眠时，通常会以烦躁、哭闹来表达他们的需求，此时应该让宝宝安稳地在床上休息，给予充足的睡眠。

目前研究已经证实，睡眠对稳固宝宝的记忆力非常重要[1]。许多研究显示，当宝宝有比较充足的夜间睡眠，在认知上会较其他宝宝表现得更好[2]。

1 Tarullo, A.R., P.D. Balsam, and W.P. Fifer. Sleep and Infant Learning. Infant Child Dev. 2011. 20(1): p. 35-46.

2 Scher, A. Infant sleep at 10 months of age as a window to cognitive development. Early Hum Dev. 2005. 81(3): p. 289-292.

研究也证实，充足睡眠可以让宝宝脾气更好，相处起来更容易，适应性也更强。疲劳的宝宝相较睡眠充足的宝宝，在面临与妈妈分离时更易感到挫折和苦恼[3]。在其他许多的文献中也发现，当宝宝的睡眠得到改善后，他们的安全感、可预测性也变好了，而且变得不易烦躁、不易怒。另外研究发现，睡眠不足的宝宝有较多的脂肪，而且在 3 岁时肥胖的风险较高，对宝宝的健康有长远的影响[4]。

临床经验也证实，抚触按摩可以提升宝宝的睡眠品质。而充足的睡眠对于宝宝的生长发育相当重要，若能通过抚触按摩让宝宝睡得更安稳，也是帮助宝宝成长的重要助力！

3 Ross, C.N. and K.H. Karraker. Effects of fatigue on infant emotional reactivity and regulation.Infant Mental Health Journal. 1999. 20(4): p. 410-428.

4 Taveras, E.M., S.L. Rifas-Shiman, E. Oken, E.P. Gunderson, and M.W. Gillman. Short sleep duration in infancy and risk of childhood overweight. Arch Pediatr Adolesc Med. 2008. 162(4): p. 305-311.

安抚入眠

"5、2、1抚触按摩法"，快速哄宝宝入眠。

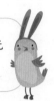

担心宝宝晚上不肯睡觉？新手爸妈别紧张，只要掌握"5、2、1抚触按摩法"，就能让宝宝放松心情，快速入睡。

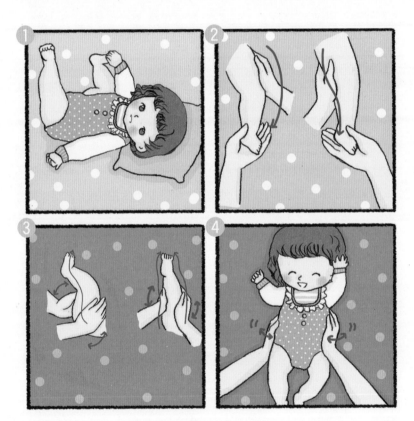

步骤

1. 睡觉时间到了，宝宝却还睁大眼睛不肯睡。

2. **5**：摸大腿，从宝宝大腿外侧膝盖处往下摸，再换内侧，各做5次。

3. **2**：搓大腿，双手从宝宝大腿根部搓揉至脚部，每腿各2次。

4. **1**：扭腰摆臀，双手轻扶宝宝腰部两侧，轻轻扭动1分钟。

安抚入眠·提升睡眠品质

睡前 8、8、8 按摩，让宝宝超熟睡。

建议选择钢琴演奏曲或水晶音乐（有别于一般的古典音乐，名称来源于水晶琴演奏的音乐，类似于此类发声的音乐也叫水晶音乐），房间也要注意保暖，维持在 26～28℃ 尤佳，可有效哄宝宝入睡。

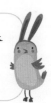

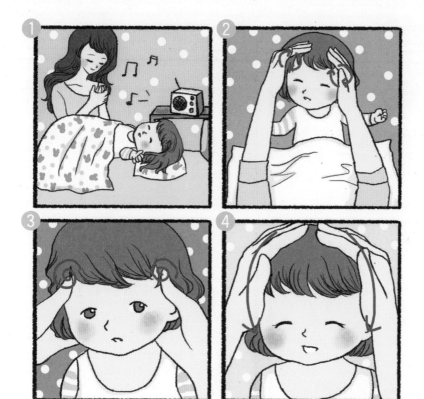

步骤

1. 睡前放轻柔的音乐，待宝宝安静下来后开始按摩。

2. **8**：三指指腹置于宝宝的发际线上，由内而外画圆按摩，共8圈。

3. **8**：以拇指由内而外在太阳穴画圆按摩，共8圈。

4. **8**：搓热双手，由上而下沿着宝宝脸部的轮廓轻抚，共8次。

安抚入眠

333 脚底抚触按摩法，宝宝放松又好眠。

宝宝晚上睡不好，老是起床，连带爸妈也无法好好休息，试试在睡前帮宝宝进行脚底抚触按摩，有助于宝宝放松心情，快速进入睡眠状态。

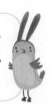

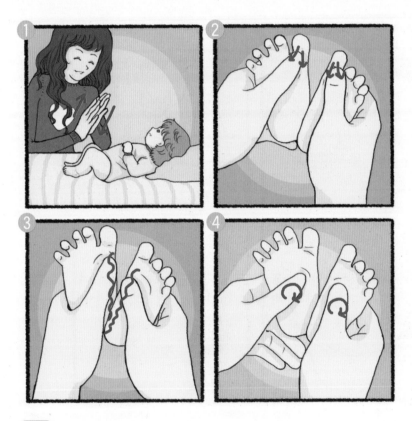

步骤

1. 双手擦乳液，并搓热至适合宝宝的37.5℃左右。

2. **3**：用双手大拇指轻轻按压宝宝的脚拇趾，重复3次。

3. **3**：用大拇指从宝宝的脚拇趾部位往脚跟推按，重复3次。

4. **3**：用拇指指腹在宝宝脚掌中心画圈按摩，重复3次。

安抚入眠·提升睡眠品质

背部抚触按摩，让宝宝一觉到天亮。

建议抚触按摩前帮宝宝洗个澡，洗完后将宝宝的身体擦到半干，再选择有天然香味的润肤乳搭配抚触按摩，不仅能让宝宝快速入睡，还可以睡得很好。

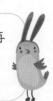

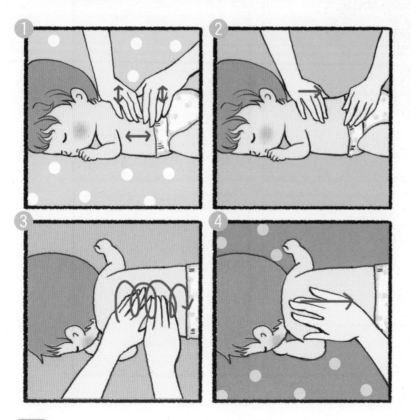

步骤

1. 让宝宝趴着，双手同时轻柔地按捏宝宝背部，做10次。
2. 一手扶着宝宝屁屁，另一手从后颈搓抚到臀部，再到脚部。
3. 双手除拇指外的四指并拢，以指腹在宝宝背部顺时针画圈按摩，做5次。
4. 右手在背部由上往下摸，力道一次比一次轻，最后手慢慢离开。

安抚入眠

哄了好久，宝宝就是不睡觉？

建议爸妈先静下心来，把灯光调暗，放轻柔的音乐或哼歌给宝宝听，再帮宝宝做脸部抚触按摩，抚触按摩后宝宝就能快速入睡。

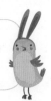

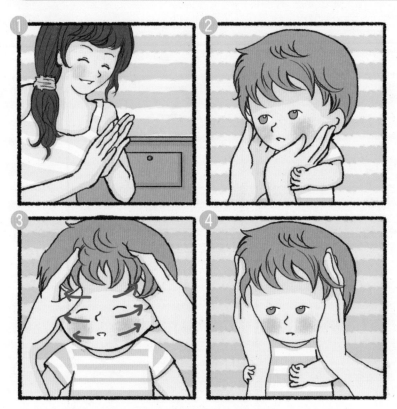

步骤

1. **搓**：挤一角硬币（人民币）大小的乳液于手心，并搓热双手。

2. **闻**：将手放在宝宝面前8厘米处，让宝宝闻香5秒。

3. **推**：拇指以宝宝的鼻子为中心由内向外推，从额头、脸颊至嘴角由内向外推，每个部位3次。

4. **温**：最后用双掌温宝宝脸颊10秒。

安抚入眠·避免惊醒哭闹

宝宝睡得不安稳，半夜常惊醒哭闹？

若宝宝夜间惊醒哭闹的次数频繁，可能是因为没有安全感。建议睡觉前帮宝宝做抚触按摩，除了有安眠效果外，也有助于增强安全感，让宝宝安心入眠。

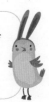

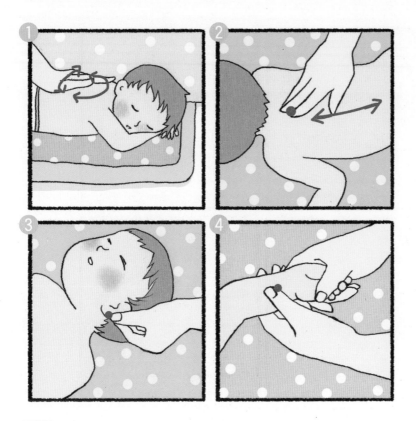

步骤

1. 将乳液挤在手掌上搓热后，以画半圆的方式对宝宝背部进行抚触按摩3分钟。

2. 以食指、中指、无名指三指从上而下轻揉脊椎，再用掌心由上而下抚摸。

3. 轻轻提耳朵，拉耳垂30次。

4. 于宝宝手腕内侧三指宽处，及手腕外侧与此对应处，揉搓30次。

安抚入眠·提升睡眠品质

宝宝睡眠浅，睡觉时容易被吵醒？

宝宝睡得不安稳有很多因素，建议在睡前帮宝宝做腿部抚触按摩，以安抚宝宝的情绪。

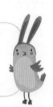

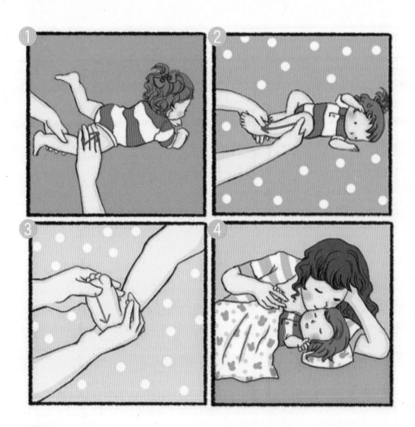

步骤

1. 用食指、中指、无名指三指按摩宝宝后侧大腿，从膝盖处向上按到尾椎下方，共3次。

2. 左手握脚跟，右手拇指从膝盖往下按至脚踝，共3次。

3. 右手托脚跟，左手拇指从脚尖按到脚跟，共3次。

4. 在按摩肌肉后，宝宝就能一夜好眠。

安抚入眠·提升睡眠品质

宝宝睡不好，白天容易哭闹？

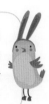

> 2 岁前的宝宝所需要睡眠时间约是成人的 2 倍，不过有很多宝宝因为睡眠质量差，导致起床后脾气大、爱哭闹，建议在每天睡前替宝宝抚触按摩，放松全身，让宝宝能一夜好眠，白天的情绪也会有所改善。

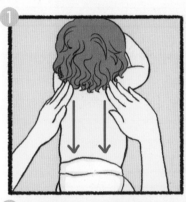
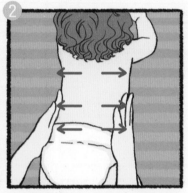
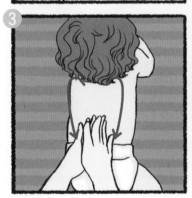
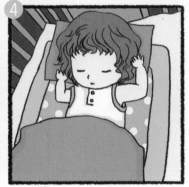

步骤

1. 让宝宝趴着，双手沿着脊椎两侧抚触按摩到尾椎，做4次。

2. 双手指腹从脊椎向两侧平推，做4次。

3. 用食指、中指、无名指指腹在宝宝背部画圈，做4次。

4. 抚触按摩后，宝宝睡得更深层，一夜好眠。

👋 提升睡眠品质

宝宝入睡后，半夜常流汗？

婴幼儿因为代谢旺盛，体温通常较成人高，记得睡觉时不要让宝宝穿太多，并选择透气、吸汗的纯棉衣物，再搭配"画圈、推、推抚触按摩"，就能缓解宝宝流汗的情形。

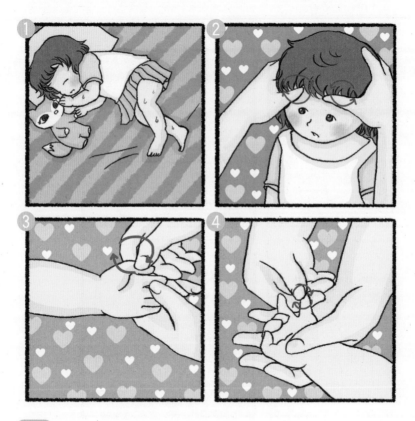

步骤

1. 宝宝熟睡时常出汗，湿透了枕巾和床单。

2. **画圈**：用拇指在眉上1厘米处往外画圈，重复5次。

3. **推**：在宝宝大拇指上顺时针轻推10次。

4. **推**：在宝宝小指上顺时针轻推10次。

提升睡眠品质

睡饱饱抚触按摩，宝宝睡饱又睡好。

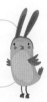

睡得少会让宝宝情绪躁动，睡眠质量差则会影响学习能力。睡觉前帮宝宝做睡饱饱抚触按摩，就能让宝宝睡饱又睡好。

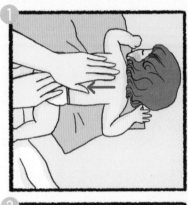

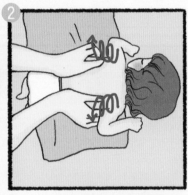

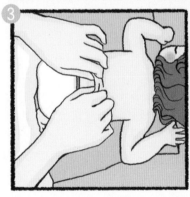

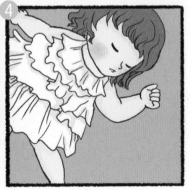

步骤

1. 手掌从颈部摸到臀部5次，再以食指、中指、无名指三指由上往下画圈，做3次。

2. 以拇指指腹由肩膀往下画圆，共3次。

3. 以食指、中指、无名指三指捏脊椎两旁的皮肤，由臀部往上捏至颈部，做1次。

4. 宝宝很快就能入睡了！

肠胃功能·消化吸收

腹部抚触按摩可减缓宝宝肠胃的不适，诸如胀气、便秘、腹泻等，都可通过抚触按摩得到改善。

婴幼儿的胃肠道系统还未发展完全，一旦遇到病毒、细菌感染，就相当脆弱。在前 6 个月，宝宝的消化系统会迅速发育与改善，并产生足够的酶与抗体来消化食物，抵抗感染。

由于在分娩前，宝宝是通过胎盘来接收养分，消化系统还未发展成熟，一出生时宝宝会在前几天内减轻约 10% 的体重。由于宝宝的胃还很小，刚出生的宝宝需要频繁喂奶，这样才能摄取足够的热量。

人类的消化系统中有一层黏膜，负责保护消化道免于食物中的微生物或是其他污染侵害。在婴儿时期，这道屏障还不成熟。因此较成人，婴儿消化道感染风险比较高。

宝宝在 6 个月大之前常会有夜啼的情况，这时可以帮宝宝按摩。只要 5 分钟就能缓解不适，让宝宝再度入眠。爸妈也可以在早晚各帮宝宝按摩一次，能有效降低夜啼的频率。

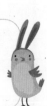

一般宝宝到 6 个月左右，消化道黏膜层就发育成熟了。母乳中含有许多抗体和营养物质，可以协助宝宝度过黏膜系统尚未成熟的时期。所以刚出生的婴儿如果能在 6 个月内能做到纯母乳喂养，要比早早就开始喝配方奶的婴儿出现过敏的风险低。在医学上，也建议至少母乳哺喂要到 6 个月，即直到宝宝可以产生足够的抗体来抵御感染。

除了喂哺母乳之外，临床上也看到许多通过按摩来减缓婴幼儿肠胃不适的案例。按摩腹部不但可以促进宝宝消化，减少胃食管返流，更可以让周围肌肉与神经放松，以达到缓解胃肠道不舒服的目的。

在宝宝发生腹痛或是胀气时，爸爸妈妈除了要注意是否是食物过敏之外，也要观察是否是压力或紧张引发宝宝了肠胃不适。此时若能通过抚触按摩帮助宝宝放松，有助于改善宝宝消化系统不适与紧张感。

 促进吸收

三招手部抚触按摩，促进宝宝营养吸收。

手部抚触按摩可以提升宝宝的肠胃消化能力，让宝宝完整吸收食物养分，同时增强生长发育能力。建议在用完餐30分钟后抚触按摩，效果更佳！

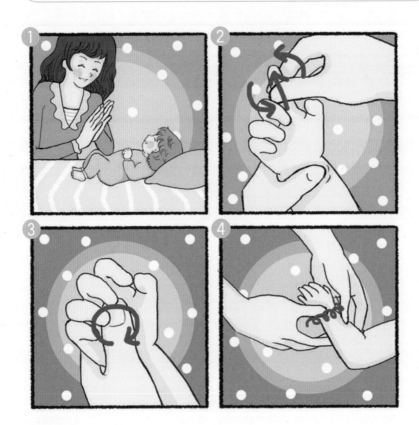

步骤

1. 双手擦乳液，并搓热至最适合宝宝的37.5℃左右。
2. 用拇指和食指轻轻转动，拉伸宝宝每根手指头。
3. 用拇指顺时针旋转，轻压宝宝的手心和手背。
4. 最后用双手拇指以画小圈的方式轻揉宝宝的手腕。

防止吐奶、溢奶

直线、圈、圈抚触按摩，宝宝不再吐奶、溢奶。

在宝宝喝完奶1小时后做三步骤抚触按摩，可以有效减缓宝宝吐奶、溢奶的状况。此外，改为少量多餐，并在餐后帮宝宝拍嗝，不要让宝宝喝完奶马上躺下，也有助于改善吐奶、溢奶的情况。

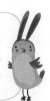

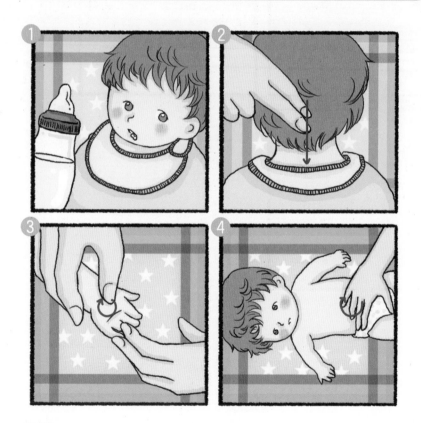

步骤

1. 宝宝刚喝完奶，奶又从嘴角溢出。

2. **直线：**两指从上至下推按宝宝后颈，共10次。

3. **小圈：**拇指以顺时针方向轻轻按揉宝宝手掌心10圈。

4. **大圈：**手掌搓热后，顺时针从宝宝肋骨底部到肚脐上方轻揉10圈。

防止夜啼、肠绞痛

宝宝半夜肠绞痛，常常惊醒大哭？

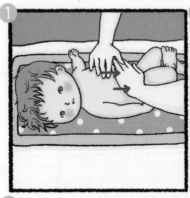

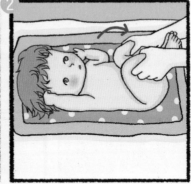

Tips

每次完整地做完三个步骤，
做完一轮后重复步骤2，做
3次。

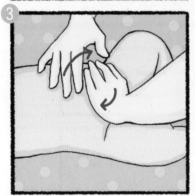

步骤

1. 双手掌心轮流从肚脐由上往下按摩，左右手交替做6次。
2. 将宝宝双膝轻压向腹部，停留6秒，接着伸直轻抖，让宝宝腿部放松。
3. 双掌轮流由九点钟方向顺时针按摩宝宝的下腹部，做6次。

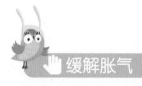 缓解胀气

宝宝肚子鼓鼓的，频频哭闹？

由于宝宝的消化系统尚未发育完全，很容易出现胀气的状况，爸妈可以尝试用抚触按摩来缓解宝宝胀气导致的不适。因为宝宝已经不舒服了，记得抚触按摩时动作要缓慢、轻柔。

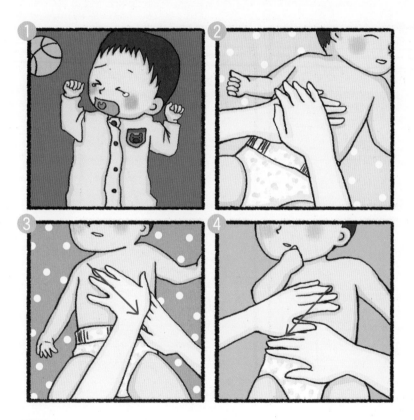

步骤

1. 宝宝肚子鼓鼓的，还哭闹不止。
2. 将手搓热后，放在宝宝肚子上停3秒。
3. 两手轮流由宝宝右胸往左下腹搓抚，重复6次。
4. 接着由左胸往右下腹部搓抚，重复6次。

★ 肠胃功能·消化吸收

 缓解胀气

按、推、揉三动作，缓解宝宝胀气不适。

胀气是宝宝常出现的不适之一，把"按、推、揉三个动作"学起来，能快速缓解宝宝胀气导致的不适。记得用餐后要休息30分钟才能帮宝宝抚触按摩。

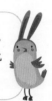

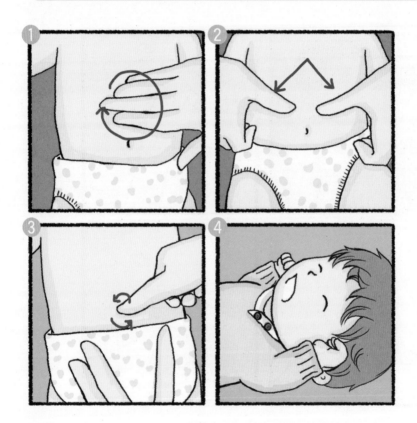

步骤

1. **按：** 三指于宝宝肚脐上方1寸处，以顺时针方向轻轻按压画圆，共5圈。
2. **推：** 从宝宝两乳头连线中心处顺着肋骨往下轻推，共5次。
3. **揉：** 在宝宝尾椎骨处以拇指画圈揉按，共5次。
4. 抚触按摩之后，宝宝胀气得以缓解，可以舒服地睡个好觉了。

改善胃口不好

宝宝食欲差，不肯吃东西？

 如果宝宝这阵子食欲不佳，爸妈不妨观察一下宝宝晚上是否不好哄睡，或是有口臭的情况。如果有以上这些症状，建议用"手、手、后腰抚触按摩"，来改善现状，促进宝宝的食欲。

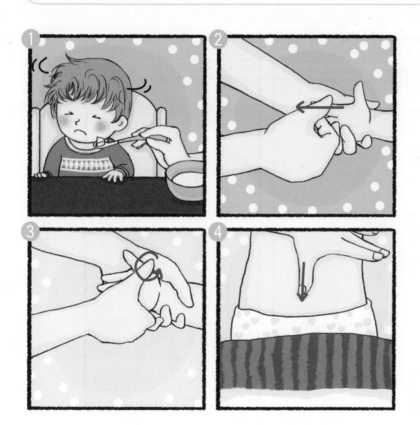

步骤

1. 宝宝没食欲，不肯吃东西。

2. **手**：以右手拇指从宝宝虎口往食指指尖推，共20次。

3. **手**：拇指顺时针轻揉宝宝拇指骨头中心处，共20下。

4. **后腰**：从宝宝腰后与屁股交界处往下推至尾椎处20次。

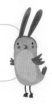

改善食欲不佳

宝宝食欲不佳，帮宝宝增加体重。

头、胸、腹抚触按摩，促进宝宝食欲，让宝宝成长更快。

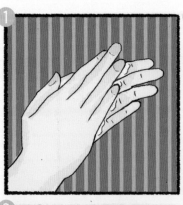 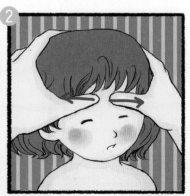

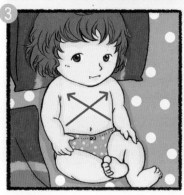 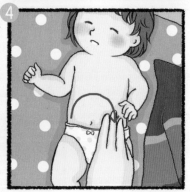

步骤

1. 双手擦婴儿油，并搓热至37.5℃左右。

2. 两手拇指从前额眉间中央向两侧滑动10次。

3. 胸部外下侧向对角肩部轻轻按摩10次，避开宝宝乳头。

4. 食指、中指、无名指三指从宝宝右下腹顺时针方向画半圆10次，避开脐部。

改善食欲不振

按压穴位，帮宝宝开胃，改善脾胃虚弱。

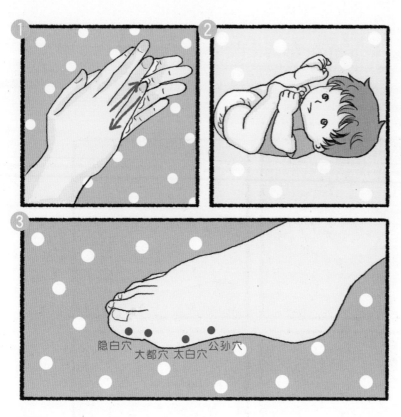

隐白穴
大都穴 太白穴 公孙穴

步骤

1. 双手擦油，并搓热至37.5℃左右。

2. 让宝宝轻松，躺在床上。

3. 依序按摩宝宝双脚的隐白穴、大都穴、太白穴、公孙穴，各10下。

 缓解腹泻

宝宝便便次数变多，还在拉肚子？

宝宝便便次数多又稀，有拉肚子的症状，若宝宝食欲及活动力没有下降，也没有发烧，爸妈不妨试着推按拇指、手背、腹各10次，以缓解宝宝的症状。

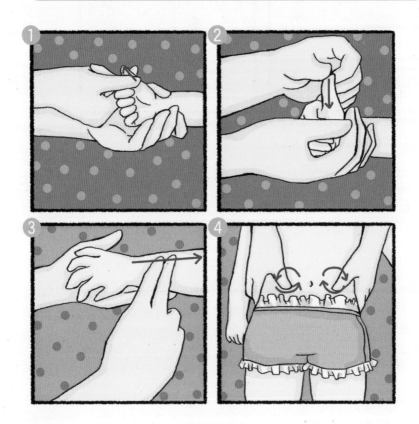

步骤

1. **拇指：** 于宝宝拇指侧边，由根部往上推按至指尖，共10次。

2. **拇指：** 于宝宝拇指侧边，由指尖往下推按至根部，共10次。

3. **手背：** 用食指、中指从宝宝手腕往手肘处推按，共10次。

4. **腹：** 以肚脐为中心，往两侧量宝宝三根手指宽处用拇指画圆。

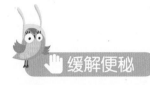

缓解便秘

宝宝排便不固定，好几天没便便了？

只要对三处进行抚触按摩，宝宝便秘的情况就能得到改善。除了抚触按摩之外，也可以让宝宝多吃青菜、苹果等食物，并引导宝宝养成定时排便的好习惯。

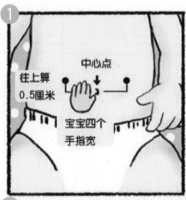

Tips

• 测量单位
宝宝食指到小指的宽度。
• 饭后1小时进行抚触按摩。
• 用中指帮宝宝抚触按摩。
• 顺时针抚触按摩，每个点按20秒。

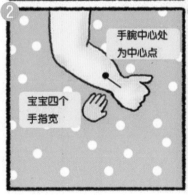

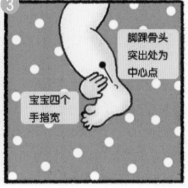

步骤

1. 以肚脐为中心点，往上算0.5厘米，向左4个手指（宝宝手指）宽度按20秒。

2. 以手腕中心为中心点，向上4个手指（宝宝手指）按20秒。

3. 以脚踝骨头突出处为中心点，向上4个手指（宝宝手指）宽按20秒。

★ 肠胃功能・消化吸收

 缓解便秘

宝宝排便不顺，好久都便不出来？

便秘，有时会导致宝宝睡不安稳、哭闹等，爸妈可以在早中晚餐后30分钟帮宝宝做缓解便秘的抚触按摩。另外，建议让宝宝多爬、多走，适当运动。若是还不会走，爸妈可以帮宝宝动动手脚，对改善便秘问题也很有效。

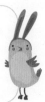

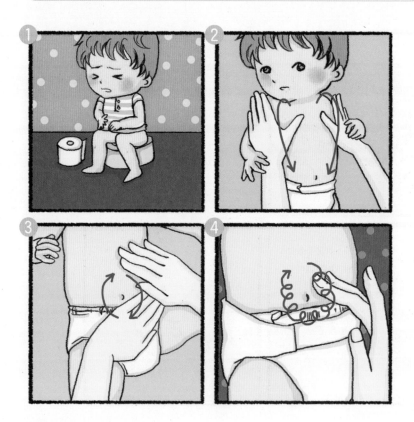

步骤

1. 宝宝便秘会引发腹痛等不适。

2. 以宝宝胸部为起点，双掌由内往外画至肚脐，做4次。

3. 双掌顺时针方向在腹部画圈4次。

4. 中指、无名指指腹在肚脐周围画圈，轻按4次。

缓解胀气、便秘

长假过后，宝宝容易有便秘的状况？

爸妈休假就很容易改变宝宝用餐时间和用餐质量，导致便秘和胀气的发生。这时赶紧做"便便OUT抚触按摩"，有助于刺激宝宝肠胃蠕动，帮助排便哟！

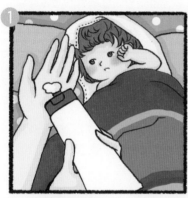
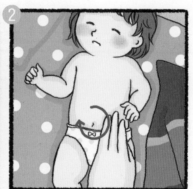
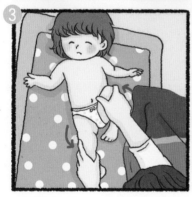
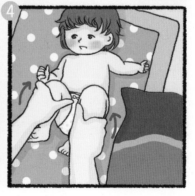

步骤

1. 沐浴过后，帮宝宝抚触按摩。

2. **画圈圈**：食指与中指并拢，顺时针轻压肚脐周围10次。

3. **脚踏车**：手握宝宝小腿，做空中踩脚踏车10次。

4. **推推脚**：让宝宝双膝靠向腹部，停留5秒后再伸直，做10次。

成长·发育

抚触按摩可让宝宝的成长更快，让宝宝的身高、体重有所增长。此外，也能缓解长牙等导致的生长不适。

　　宝宝在头几个月生长速度非常快。宝宝的成长与发育，是许多爸爸妈妈的成就感来源。新生儿出生后不久体重会稍微减轻，不过10天左右会恢复，头一个月体重以每周增长110～230克，身高以每周增长2.5～3.5厘米的速度生长。

　　许多研究都证实，此时进行抚触按摩，无论是对早产儿还是足月儿，都能带来诸多益处：让宝宝长得更快；身高、腿围、手臂围都较没有接受抚触按摩的宝宝都有显著增长。

　　在宝宝4个月大左右，可能面临长牙带来的不适与焦躁。宝宝的第一颗乳牙冒出来的时间通常在宝宝4～12个月，全部20颗乳牙长齐的时间则在宝宝2～3岁。

　　长牙可能会造成宝宝食欲不振、情绪烦躁等。这时，宝宝特别喜欢把手放入嘴巴或咬东西，还经常流口水，莫名哭闹，甚至伴随轻微发烧，可通过适度抚触按摩等方式，减少宝宝口腔不舒服的情况。

除了身体成长之外，此时宝宝的大脑发育也相当快速。依据医学研究，新生宝宝脑重量370克，1岁时是成人的60%，2岁时为成人的75%，3岁时脑重量已接近成人。

因此，0～3岁是宝宝的感知觉、记忆、思维等多方面能力高速发展的关键期，也是打造孩子竞争力的黄金时期。应该把握此黄金时期，通过互动、抚触按摩、陪伴阅读等方式，可以帮助宝宝的情绪与社会性发展。

美国抚触研究中心（Touch Research Institute）已经证实，抚触能让宝贝感受被爱，更能辅助神经发展、提升语言能力、促进感觉统合，还能加强亲子沟通、并提升同理心，对于宝宝的成长发育有许多帮助。

既然抚触按摩的好处这么多，爸爸妈妈就赶快把握婴幼儿发育的黄金时期，一起来促进宝宝成长吧！

改善头型

"热、推、推睡姿矫正抚触按摩"，让宝宝睡出好头型。

担心宝宝会睡出不好看的头型吗？赶紧把握2～3个月的黄金期，帮宝宝做"热、推、推睡姿矫正抚触按摩"。

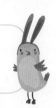

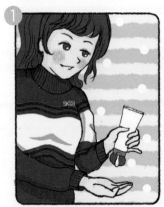

Tips

本抚触按摩法以宝宝习惯右边侧睡为基准，若是左侧睡的宝宝，抚触按摩动作则要左右相反喔。

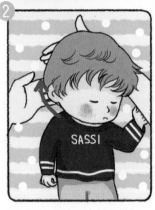

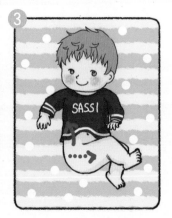

步骤

1. 抚触按摩前，双手擦乳液，并搓热至适合宝宝的37.5℃左右。
2. 除拇指外的四指放在宝宝颈部右侧，由下往上轻推。早晚各每次5下，共2次。
3. 将宝宝右腿往左侧轻压，从右侧大腿上方往上轻推。早晚各每次5下，共2次。

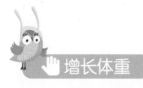

增长体重

体重 UP 按摩，不再担心宝宝体重过轻。

如果宝宝体重过轻，除了听从医生的建议给宝宝足够的营养之外，体重 UP 抚触按摩也可以刺激宝宝，让宝宝体重增加，爸妈不妨试试看。

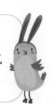

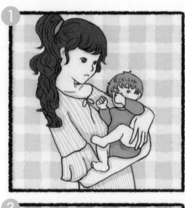
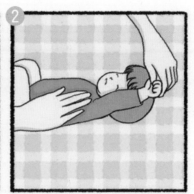
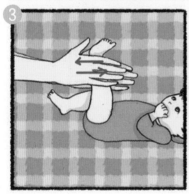
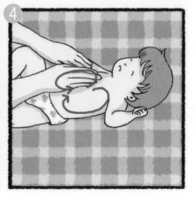

步骤

1. 宝宝出生后，进行以下三步骤抚触按摩让体重稳步增长。
2. 每天抚触按摩5分钟可促进发育，将宝宝手抬高，轻压腋下10次。
3. 再用双手夹住宝宝小腿处，每腿轻轻搓揉10次。
4. 将双手放在宝宝胸部中央，轻轻画爱心10次。

加速身高增长

长高高按摩，加速宝宝身高增长。

把握0～3岁的长高关键期，在睡前帮宝宝做长高高按摩，将有助于宝宝的身高增长喔！

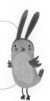

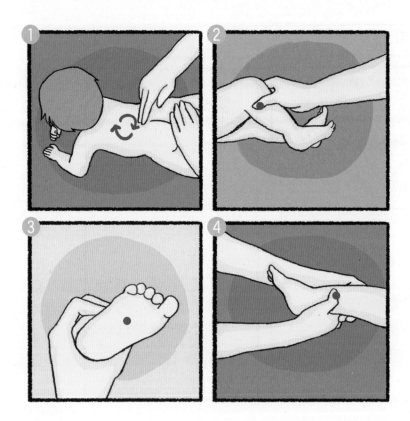

步骤

1. **按腰腰**：对应肚脐正后方的位置，以顺时针方向揉10次。
2. **按膝盖**：膝盖外侧凸起的两个骨头中间凹陷处，每腿按10下。
3. **按脚底**：从脚趾往下算的脚底1/3凹陷处，每脚按10下。
4. **捏脚踝**：从脚踝内侧凸起的骨头往上量宝宝一掌宽处，每个脚踝按10下。

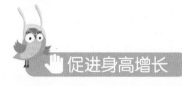 **促进身高增长**

揉推两步骤，刺激宝宝生长发育。

每天洗澡后的 1 小时是刺激孩子生长发育的黄金时段，建议爸妈把握时间，帮宝宝做揉推按摩，对宝宝的成长会有很大的帮助。

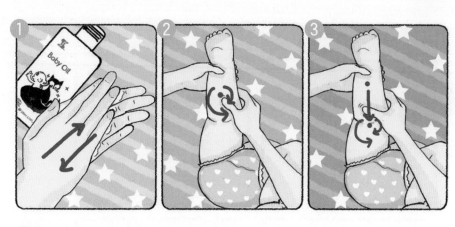

步骤

1. 按摩前，双手擦乳液，并搓热至适合宝宝的37.5℃左右。

2. **轻揉**：轻按小腿后侧中间，再轻柔地以顺时针、逆时针方向各按9圈，重复2次。

3. **轻推**：抬脚后从脚底推按至膝盖后方中央处，再轻柔地以顺时针、逆时针方向各按9圈，重复2次。

促进身高增长

滑、推、拉抚触按摩，强化脊椎发育。

1岁前是宝宝脊椎发育的关键，在19:00～21:00帮宝宝做滑、推、拉抚触按摩，有助于强化脊椎发育，让宝宝快速长高！

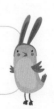

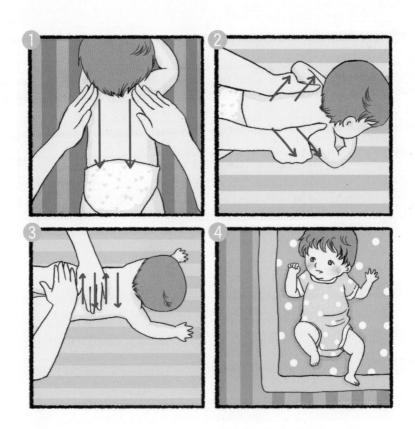

步骤

1. **滑**：以食指、中指从后颈到背部滑拉，从肩膀做到臀部，共3次。
2. **推**：拇指由内往外推按，从肩膀做到臀部，共3次。
3. **拉**：手掌呈半弓握状，在宝宝背部交错滑拉，从肩膀做到臀部，共3次。
4. 良好的脊椎发育，决定了宝宝未来的身高。

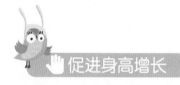 促进身高增长

天天按，宝宝长高高。

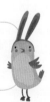

睡眠是宝宝长高的重要因素，在宝宝起床、睡前按脚底板前 1/3 凹陷处，按完左脚换右脚，每回 50 次，可以帮宝宝顺利长高！

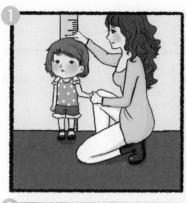

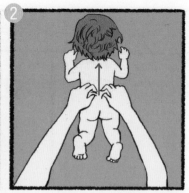

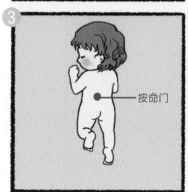

按命门

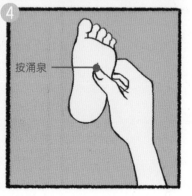

按涌泉

步骤

1. 适当的抚触按摩刺激可以帮助宝宝长高。

2. **捏脊**：从腰部开始，每2秒捏一下，慢慢捏至肩部，共5次。

3. **按命门穴**：对应肚脐正后方的位置，以中指、食指顺时针按50下。

4. **按涌泉穴**：在脚底板前1/3凹陷处按50次，然后换另一只脚按50次。

促进身高增长

轻松长高高抚触按摩法有助于身高增长。

洗澡后睡眠前按，效果加倍。

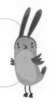

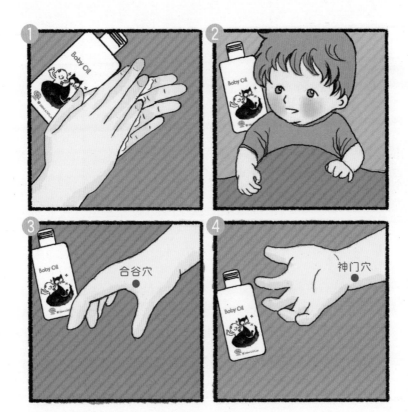

步骤

1. 双手擦婴儿油，并搓热至37.5℃左右。

2. 让宝宝轻松地正躺在床上。

3. 在宝宝双手虎口处的合谷穴各按20次。

4. 手腕凹陷处的神门穴，用食指按压10秒，休息5秒再按，每手按12次。

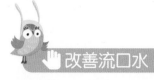
宝宝爱磨牙，还流口水？

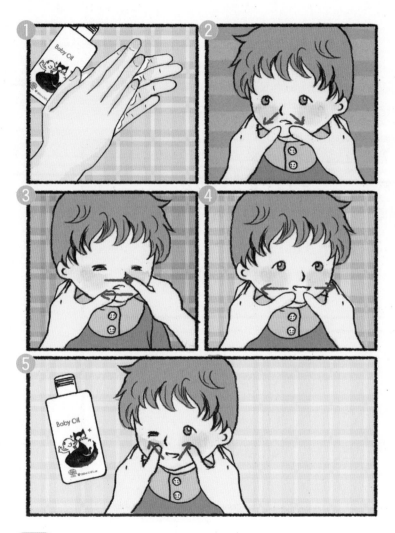

步骤

1. 双手擦婴儿油，并搓热至37.5℃左右。
2. 沿着鼻子侧边的笑纹向下移动5次。
3. 沿着嘴唇的周围，左右移动5次。
4. 由嘴角两边往外移动5次。
5. 由嘴角两边往上移动5次。

改善流口水

早晚各进行一次抚触按摩，跟口水疹说 Goodbey（再见）。

3个月以上的宝宝口水变多，如果没有及时清理就容易得口水疹。现在只要利用简单的几个步骤，就能解决口水分泌旺盛的问题，让宝宝跟口水疹说 goodbey（再见）！

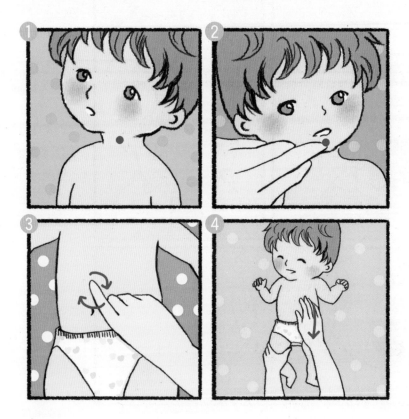

步骤

1. 让宝宝抬头，用中指指腹按宝宝咽喉处10下。
2. 用中指指腹按压下唇下方凹陷处10下。
3. 用食指指腹在宝宝肚脐上方4寸处顺时针按10次。
4. 手掌以顺时针方向在宝宝腹部轻轻画圆，共10次。

缓解流口水、长牙痛

宝宝正值长牙期，口水流不停?

宝宝从 4 个月开始，口水明显变多，若没有及时擦拭可能导致口角炎，快帮宝宝进行三步骤口水 beybey 抚触按摩，缓解宝宝流口水过多的情况。

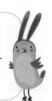

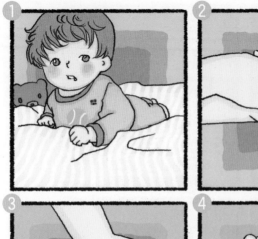

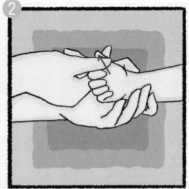

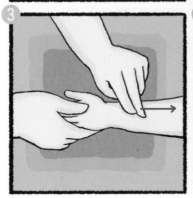

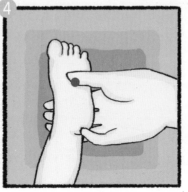

步骤

1. 宝宝4个月开始就会不断流口水。

2. **拇指**：从宝宝拇指根部往上推按至指尖，左右手各10次。

3. **臂**：用食指、中指从宝宝手腕内侧推至手肘，左右手各10次。

4. **脚**：按脚趾往下到脚底1/3凹陷处，左右脚各10下。

缓解长牙痛

上、上、下、捏，舒缓宝宝长牙不适。

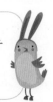

只要起床后、午睡前、晚上睡前各做一次，就能有效缓解宝宝长牙的不适，让宝宝可以好好睡，爸妈晚上也能好好休息。

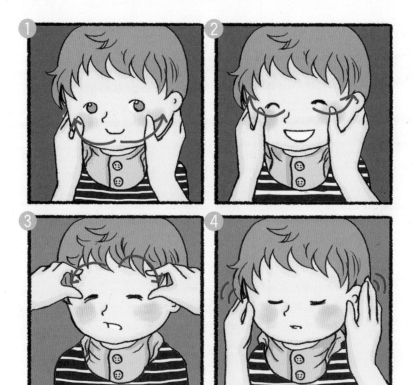

步骤

1. **上**：拇指从下唇下中央处往上滑至脸颊，画一个微笑。
2. **上**：两手拇指以鼻子为中心从脸颊中心往外画半圆。
3. **下**：沿着宝宝发际线滑按，最后停在耳后。
4. **捏**：用拇指和食指从宝宝耳朵最上方轻轻按压至耳垂。

改善胃口不好、长牙痛

宝宝容易发脾气，而且吃得少了？

长牙可能会引发一些不适，表现为常抠牙龈、容易哭闹、吃得少，甚至出现拉肚子。爸妈可以在每天起床后、餐前30分钟、睡前帮宝宝抚触按摩，缓解长牙导致的不适。

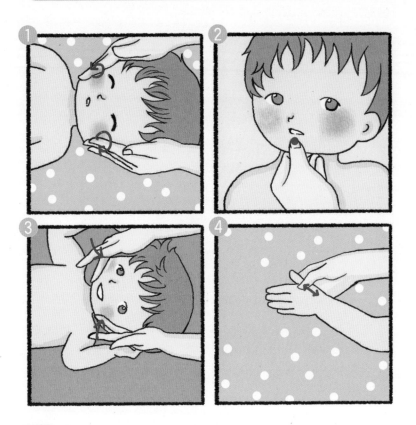

步骤

1. 用食指、中指、无名指，由宝宝脸颊向外画圈按摩，共15次。

2. 用拇指指腹按压宝宝下巴凹陷处30下。

3. 中指、无名指置于宝宝的颧骨和腮帮子之间，往上拉、提20次。

4. 最后用拇指和食指沿着宝宝的拇指来回搓按30下。

提升免疫力·预防感冒

除了母乳喂养提升宝宝的自然免疫力之外，抚触按摩也有助免疫系统的发育，减少呼吸道感染的发生。

无论针对成人还是孩子，都有许多文献表明，抚触按摩可以改变人体内的激素分泌情况，降低抑郁症发病概率，有助于控制疼痛、免疫力低或压力引发的疾病，特别是针对新生儿。由于初生婴儿的免疫系统不像成人一样健全，更需要特别的呵护，抚触按摩有助于提高宝宝免疫力。

刚出生的婴儿因为带有母亲体内的一些抗体，所以还是可以抵御外在的疾病。随着从母亲体内带来的抗体逐渐减少，宝宝生病的风险可能也会增加，此时除了坚持母乳喂养之外，还有许多方法可以提升宝宝的免疫力。像是勤洗手，避免与生病的人接触等，都可以减少宝宝在头几个月感冒的概率。

美国抚触研究中心的研究结果显示，抚触可以提升免疫力，进而增强婴儿抵抗感染的能力，尤其针对早产的宝宝，婴幼儿抚触可以减少自体免疫疾病的发生，增强肺部功能，减少呼吸道感染。

更有研究发现，抚触按摩也可以增强患癌宝宝的免疫力，这样的结果主要是因为抚触按摩可以改变宝宝的激素。另外，抚触按摩也可以刺激一类激素的生成，此类激素可以缓解疼痛，并且对新生儿有安抚的效果。

另外，由于新生儿的鼻泪管结构未发育完全，有时候鼻泪管在鼻腔出口处，包覆的一层膜尚未打开，泪水无法正常排出。这层薄膜通常在1岁前会退化掉，但有些宝宝在出生后数周便有泪眼汪汪的情况，并伴随着黏稠分泌物增加的情况。此时家长可帮孩子对内眼角与鼻侧部位进行抚触按摩，可缓解症状，但若出现发炎，则建议到眼科检查。

抚触按摩确实对于提升免疫力，缓解宝宝不适有正向影响。但是抚触按摩非医疗行为，建议宝宝若是出现感冒、不舒服、泪眼汪汪等症状，还是要及时的就医，同时搭配抚触按摩，可以事半功倍，让宝宝恢复得更快速。

Tips

人在面对精神压力时会分泌一种称为肾上腺素的物质，用来调节身体对外来刺激的反应，因此肾上腺素又被称作压力激素。

后叶催产素，也被称为"拥抱激素"，能协助母亲与婴儿建立联结。

提升免疫力

温热、轻抚、画圈，提升新生儿免疫力。

温热、轻抚、画圈是巩固宝宝成长的关键，不仅能促进宝宝血液循环，还能增强宝宝的免疫力和抵抗力。

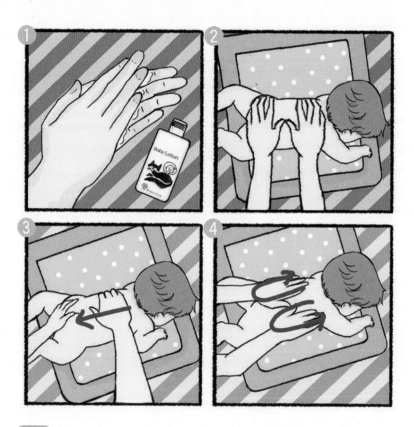

步骤

1. 双手擦乳液，并搓热至适合宝宝的37.5℃左右。
2. 双手轻放在宝宝的背部20秒，让宝宝适应被触摸的感觉。
3. 手掌由宝宝后颈至臀部轻抚1分钟。
4. 用除拇指外的四根手指由后颈至臀部画圈，左右各1分钟。

推、画、按、滑四步骤，增强宝宝抵抗力。

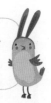

抵抗力较弱的宝宝在春天特别容易感冒，这时帮宝宝按摩不但能增强免疫力，还有助于提升肠胃消化能力，改善睡眠状况。

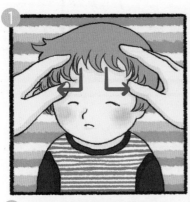 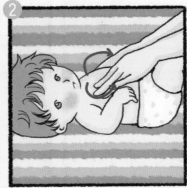

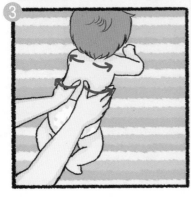 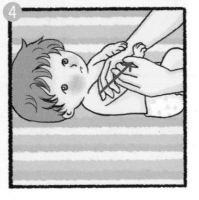

步骤

1. **推：** 搭配乳液，从宝宝额头中心往外推至眉头、眼窝处，做5次。
2. **画：** 双手从胸部顺着肋骨往外画个心形，做5次。
3. **按：** 双手往外滑按，从背部上方抚触按摩至臀部，做5次。
4. **滑：** 两手手掌呈半弓握状，包住宝宝的手臂，由腋下滑至手掌方向。

提升免疫力，避免咳嗽、打喷嚏

双脚动一动，宝宝健康不生病。

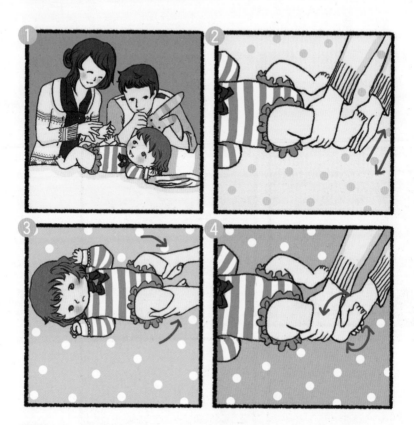

步骤

1. 爸爸帮忙拿玩具吸引宝宝注意，让宝宝乖乖接受抚触按摩。
2. **搓：** 左手握脚踝，右手上下搓脚底板，每脚各10下。
3. **拍：** 双手握住宝宝的踝关节，双脚互拍10下。
4. **转：** 双手握住脚踝轻轻转，左8圈，右8圈。

> **Tips**
>
> 如果宝宝不接受抚触按摩，频频扭动的话，爸爸不妨帮忙分散宝宝的注意力，让妈妈好好帮宝宝抚触按摩，打造健康的好体质！

避免咳嗽、过敏

宝宝早上起床后，有轻微的咳嗽症状？

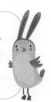

宝宝一起床就咳嗽，通常是因为过敏所引发的，可利用按摩来缓解。
不过，若是宝宝有其他症状，如流鼻涕、发热等，记得及时带宝宝
去医院请医生做相关检查。

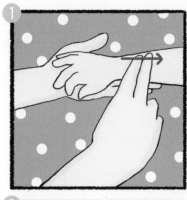
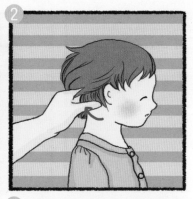
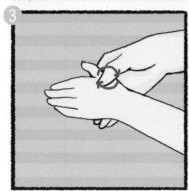
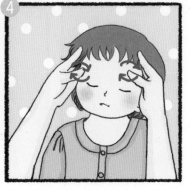

步骤

1. **推手：** 父母的食指、中指从宝宝的手腕处推至手肘，共8次。
2. **按颈：** 拇指、食指捏颈后凹陷与发际线交界处，共8下。
3. **捏手：** 揉按宝宝的食指与拇指于虎口的交界处，共8下。
4. **揉太阳穴：** 拇指从太阳穴处往眼眉方向画圆按摩，共8圈。

避免打喷嚏、过敏

宝宝动不动就打喷嚏、揉眼睛？

天气一变冷，宝宝接触到冷空气就容易打喷嚏、揉眼睛等，这时不妨早晚帮宝宝做"1揉2按3搓4揉"，只要5分钟就能缓解宝宝的不适。

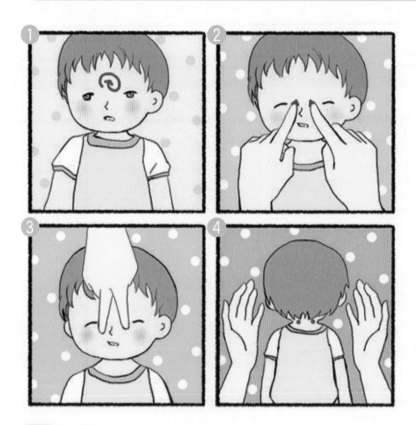

步骤

1. **揉：**用中指指腹按揉宝宝双眉中心1分钟。
2. **按：**用食指按揉宝宝鼻两侧1分钟。
3. **搓：**沿着宝宝鼻子两侧上下轻搓2分钟，搓至温热即可。
4. **揉：**用拇指按揉宝宝后颈与头部连接处1分钟。

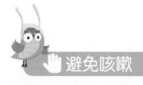 避免咳嗽

宝宝白天没症状，晚上频咳嗽？

长时间待在冷气房里，稍不留神就容易导致宝宝咳嗽，建议起床后和睡前帮宝宝各做一次抚触按摩，就能缓解宝宝的不适。

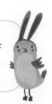

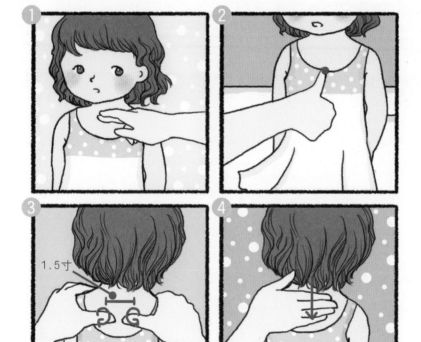

步骤

1. **喉：** 用中指按揉喉咙下方凹陷处15次。
2. **胸：** 用拇指按揉腹中线与两乳头连线的交点15次。
3. **背：** 用拇指轻揉第三节脊椎左侧和右侧1.5寸处15次。
4. **背：** 手掌掌心搓热后，从颈部往下推15次。

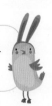

提升免疫力，避免过敏

五大部位抚触按摩，帮宝宝改善异位性皮炎。

冬天是异位性皮炎的好发季节。研究发现，每天帮宝宝进行五部位抚触按摩，每部位按 4～5 分钟，有助于改善宝宝皮炎的症状。

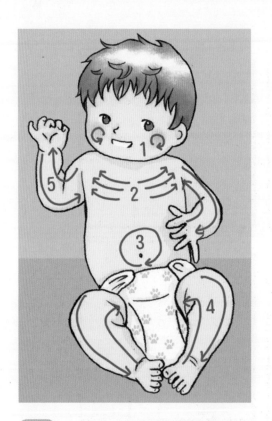

Tips

记得抚触按摩时要避开红肿发炎处，避免给宝宝带来不适。

步骤

1. **脸部**：轻抚脸庞后于脸颊按摩画圈。
2. **胸部**：从胸口中线往肩膀方向按摩。
3. **腹部**：从肚脐右下方开始顺时针按摩腹部。
4. **腿部**：从臀部按摩至足部与脚趾，再从足部往臀部方向按摩。
5. **手臂**：从肩膀按摩至手指，再从手指往肩膀方向按摩。

5分钟胸口按摩，增强宝宝呼吸系统。

洗完澡30分钟后是按摩的最佳时段，利用按摩帮助宝宝吸收更多的氧气，提升呼吸系统免疫力，同时也能增强宝宝的胸肌！

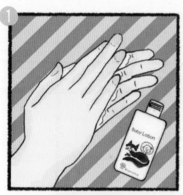

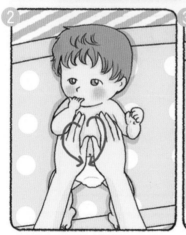

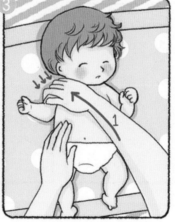

步骤

1. 按摩前，双手擦乳液，并搓热至适合宝宝的37.5℃左右。
2. 双手平放在宝宝的胸部，慢慢抚摸，画出心形，重复5次。
3. 右掌从宝宝左腹慢慢推往右肩，再轻轻按压肩膀，重复5次，然后换另一边。

提升免疫力

宝宝抵抗力差，常常感冒？

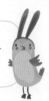

天气变化大，抵抗力差的宝宝容易感冒，不妨在睡觉前替宝宝做足部按摩，可以促进血液循环，并有效增强抵抗力。

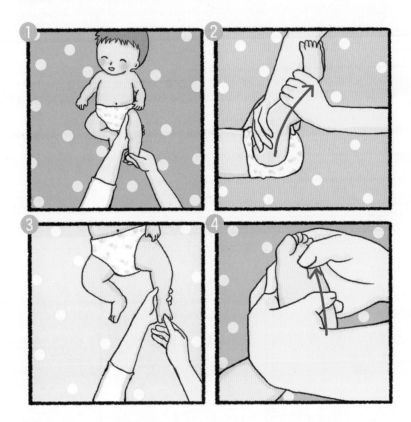

步骤

1. 手掌从宝宝大腿根部以轻捏的方式按到脚踝，每腿5次。
2. 双手手掌呈半握状，由宝宝大腿滑推至脚掌，每腿共5次。
3. 依序按摩每根脚趾头，从脚趾根部按到趾尖，每根脚趾5次。
4. 用拇指从宝宝的脚掌根部往脚尖推按，每脚5次。

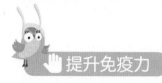

提升免疫力

脚丫暖暖操，有效降低感冒概率。

新生儿脚部皮肤细嫩，活动力较低，体温调节功能还在发育中，若忽略脚部保暖，会很容易受凉。

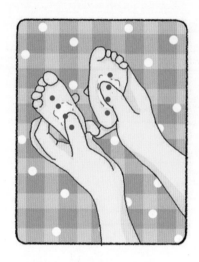

步骤

双手擦乳液后搓热，再握住宝宝的脚，等宝宝习惯后用指腹轻轻按压或画圈20次。

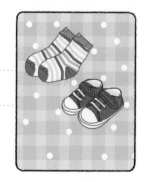

Tips

帮宝宝选择纯棉，透气性佳的袜子与鞋子。

提升免疫力

四部位"热热抚触按摩"，感冒不上门。

冬天气温较低，除了给宝宝加衣服外，平常睡前、起床后帮宝宝做"热热抚触按摩"，能有效预防感冒。

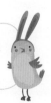

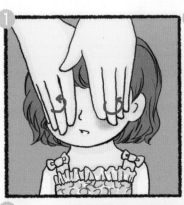
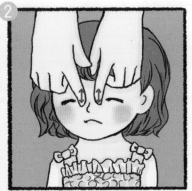
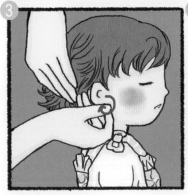
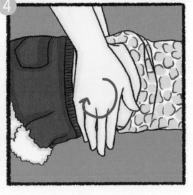

步骤

1. **热热按脸：**双手擦乳液并搓热，在宝宝双颊以逆时针方向画圆，共10次。
2. **搓热鼻子：**食指于宝宝鼻子两侧上下来回搓热，共10次。
3. **揉热耳朵：**拇指、食指以顺时针方向揉热耳朵，共1分钟。
4. **揉热后腰：**以手掌顺时针揉热宝宝后腰处，共10次。

提升免疫力

宝宝精神差，好像快感冒了？

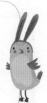
宝宝活动力降低，莫名哭闹，似乎有感冒前兆，这时爸妈可以在洗完澡后帮宝宝做"X、心、圆抚触按摩"，三个动作一组，每组做5回，可以帮宝宝增强抵抗力，同时舒展肌肉，缓解不适感，晚上也能睡得更好。

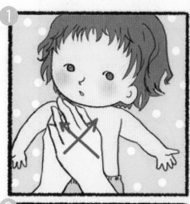

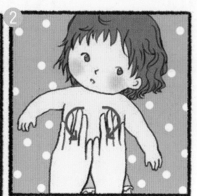

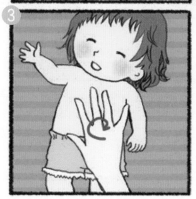

步骤

1. **X按摩：**双手放在宝宝胸下，往斜上方滑按。

2. **心按摩：**用食指、中指、无名指在宝宝胸前画个心。

3. **圆按摩：**用手掌在宝宝肚子上做顺时针按摩。

缓解流眼多

轻轻按，缓解和改善鼻泪管堵塞。

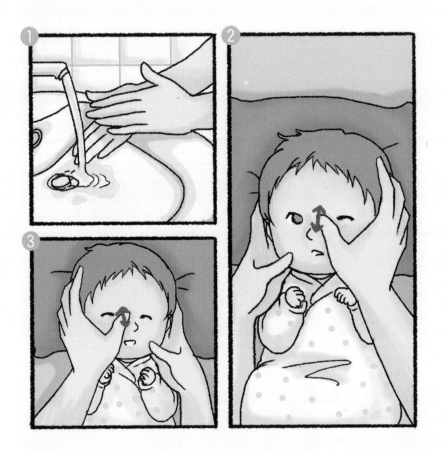

步骤

1. **洗**：按摩前将双手洗净。
2. **揉**：用拇指在宝宝内眼角处轻柔地上下按摩15次。
3. **揉**：换另一眼内眼角，建议更换另一根指头（避免感染）上下按15次。

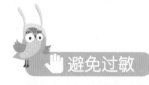 **避免过敏**

轻按 20 下，告别过敏性鼻炎。

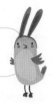

鼻翼、手肘各按 20 下，促进气血循环，宝宝不哭闹。

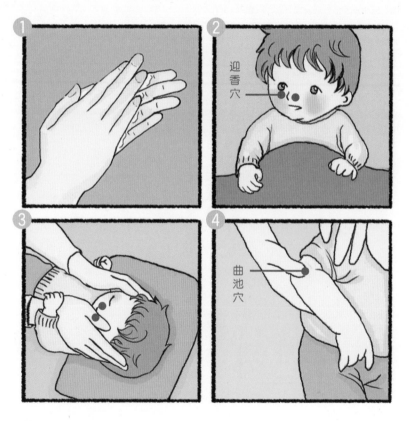

步骤

1. 双手擦婴儿油，并搓热至37.5℃左右。
2. 让宝宝轻松躺在床上。
3. 将掌心搓热后，手指放到婴幼儿鼻翼两侧的迎香穴轻按20次。
4. 用大拇指轻轻按揉手肘弯曲横纹上的曲池穴20次。

改善流鼻涕、鼻塞

肩胛骨轻推抚触按摩，有效舒缓宝宝鼻塞症状。

天气变化大，宝宝容易鼻塞、流鼻涕，按摩脊椎两侧的神经，可以活络全身的穴位，强化宝宝身体机能，增强抵抗力。

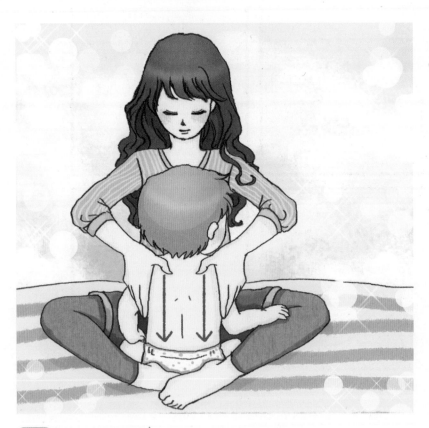

步骤

双手沿着宝宝肩胛骨由上往下轻推按摩2分钟。

避免流鼻涕

揉、搓、搓抚触按摩，宝宝不再流鼻涕。

若宝宝没有发烧，精神状况和饮食都很正常，只有流鼻涕或轻微的感冒前兆，透过"揉、搓、搓抚触按摩"就能缓解症状，预防感冒。

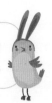

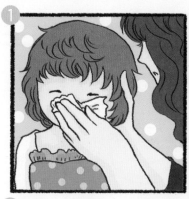

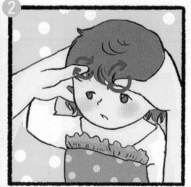

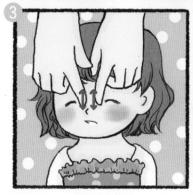

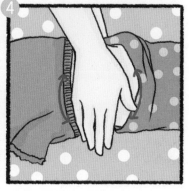

步骤

1. 宝宝感冒频繁流鼻涕。

2. **揉**：双手拇指在宝宝前额画圈，往内旋按5圈，再往外按5圈。

3. **搓**：用食指上下轻轻推搓鼻子两侧10次。

4. **搓**：左手扶住宝宝身体，右手掌横向搓揉宝宝后腰10次。

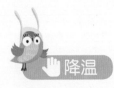 降温

宝宝身体很烫，发烧了？

若宝宝的体温不超过 38.5℃，建议在睡前帮宝宝洗个温水澡，再做两回"推、推、揉抚触按摩"，可以有效缓解宝宝的不适。

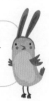

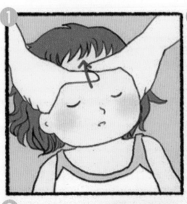

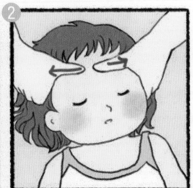

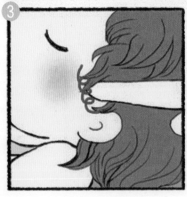

Tips

不过，若是宝宝体温超过 38.5℃，且伴随着活动力减退、食欲低下，务必就医。

步骤

1. **推**：双手拇指交替从眉心往上推向发际线，共15次。

2. **推**：双手拇指从眉心往外推向太阳穴15次。

3. **揉**：双手食指按揉太阳穴15次。

避免咳嗽，安抚入眠

宝宝感冒不舒服，翻来覆去睡不着？

心疼宝宝不适的爸妈，快来帮宝宝按一按吧。5分钟睡好觉抚触按摩，能够减缓轻微咳嗽、头痛的症状，帮助宝宝安稳入眠。宝宝睡好觉，感冒才能快快好。

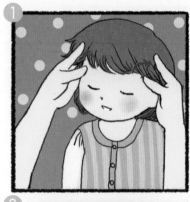
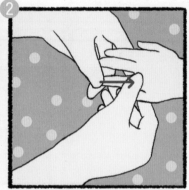
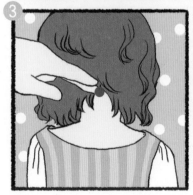
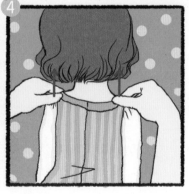

步骤

1. **头**：用双手拇指从太阳穴往耳朵方向揉8下。
2. **指**：用拇指指腹从指尖往指根方向推宝宝的无名指，每手无名指8次。
3. **颈**：用中指揉按宝宝后脑发际正中间往上1寸处8次。
4. **肩**：用中指、食指、拇指按捏宝宝肩部最高处，每边8次。

避免咳嗽

宝宝频频咳嗽，喉咙似乎还有痰？

宝宝好像感冒了，晚上频频咳嗽，喉咙似乎还有痰？建议爸妈帮宝宝按摩掌心、腰部、脚底三个部位，每个部位20下，能有效缓解宝宝咳嗽的症状。

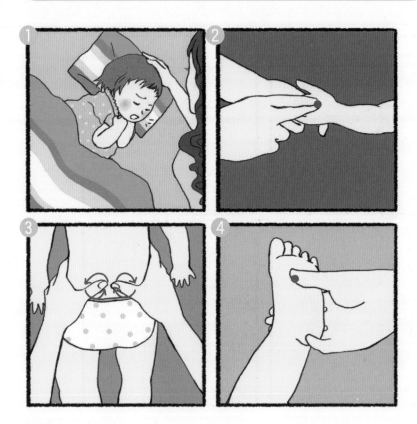

步骤

1. 宝宝感冒，喉咙不舒服。
2. 于宝宝手掌心弯曲凹陷处，用食指和中指揉，每手20次。
3. 双手拇指揉后腰部脊椎两侧，顺时针20次，逆时针20次。
4. 用拇指按揉脚底前段1/3处，每脚20次。

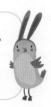

避免咳嗽

一按一压二揉按摩止咳法，宝宝不再咳不停。

冬天冷飕飕，宝宝感冒的概率大增，半夜或出门在外宝宝咳不停时，爸妈可以试试"一按一压二揉按摩止咳法"，只要花几分钟按摩，就能有效缓解咳嗽。

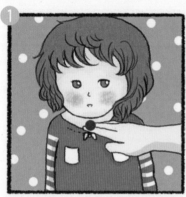
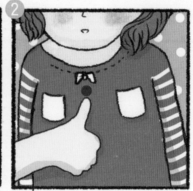
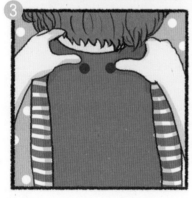

步骤

1. **按**：用中指指腹按揉脖子下方1分钟。
2. **压**：用拇指指腹点按两乳中间1分钟。
3. **揉**：用双手拇指指腹揉背部肩胛骨内侧30下。

亲子运动

除了抚触，还可以和宝宝玩游戏。适度的亲子运动
有助宝宝七觉发展及人际互动。

　　充分的抚触与亲子互动，有助于宝宝的成长与健康。根据美国伊利诺大学（University of Illinois）的研究结果，运动有利于脑部认知发展，以及身心健康。更有研究发现，运动能促进心情愉悦。适度的亲子运动，不仅可以增进宝宝的感觉统合，增进与家人的亲密互动，更有助于宝宝未来在人格与社交上的发展。

　　由于运动的过程中，大脑会分泌多巴胺、5-羟色氨、肾上腺素等激素，有利于大脑发育，也有助于情绪稳定。所以适量运动，可以让宝宝情绪更稳定，面对压力也更容易从容克服。除此之外，情绪稳定的宝宝观察事物的敏锐度也较好，遇到挫折愿意再尝试，不会因为玩具掉了或稍不顺意就发脾气。

　　3岁以下的宝宝，由于发育尚未完成，做一些运动需要父母帮忙，宝宝一开始可能属于比较被动的状态。家长要有耐心，慢慢地辅助宝宝来完成动作。

当宝宝开始喜欢运动时，家长在陪宝宝运动可以依照孩子希望的方式来辅助他。适当练习可以让亲子双方都在运动中获得乐趣与成就感。建议爸爸妈妈每天抽出 15 ~ 30 分钟，跟宝宝一起完成亲子运动，不只促进宝宝的生长发育，还可以让彼此的依赖性更强烈，感情更亲密。

亲子运动不只是父母参与，若是家中其他长辈体力允许，也可以一起加入，不仅帮助宝宝成长，也可以让长辈跟着一起活动身体，共享亲子抚触的乐趣。

体适能满分

新生儿伸展操，锻炼好臂力。

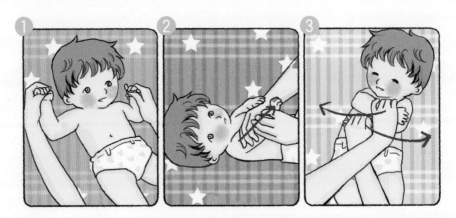

步骤

1. 让宝宝保持平躺，握住宝宝的手，帮宝宝以肘关节为中心抬手、放下，做5次。

2. 轻拉宝宝的手，往妈妈的身体方向伸展，做5次。

3. 将宝宝的手先交叉在胸前，再往两边展开，做5次。

Tips

满月以后就可以陪宝宝玩啦。

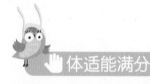

体适能满分

练习宝宝健身操，学坐好轻松！

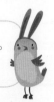

拉起宝宝的动作要轻柔，若是较小的宝宝，需以手支撑宝宝的脖子。需要提醒一点，最好在宝宝6个月以后再做这个练习。

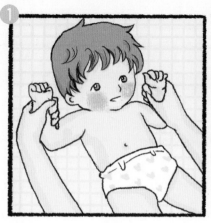

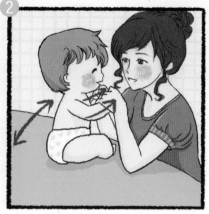

步骤

1. 让宝宝平躺，双手分别抓住宝宝两手的前手臂。
2. 将宝宝轻轻拉起成坐姿，重复4次。

Tips

一组运动重复4次，好学又好玩。

体适能满分

宝宝学爬更快速，简单一招搞定！

抬起宝宝的动作要轻柔，建议和4个月以上的宝宝玩。

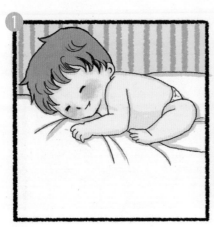

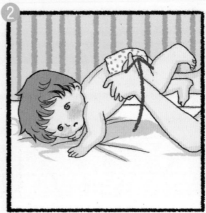

步骤

1. 让宝宝趴下，双手摊开。
2. 抓住宝宝的屁股抬起至45度，让宝宝以前手臂支撑，重复4次。

Tips

重复4次，可以提升宝宝体适能。

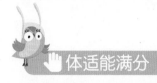
体适能满分

空中踩脚踏车，打造"马拉松宝宝"。

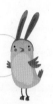

锻炼宝宝腹肌与腿力，增加亲密感，打造未来的马拉松运动员。

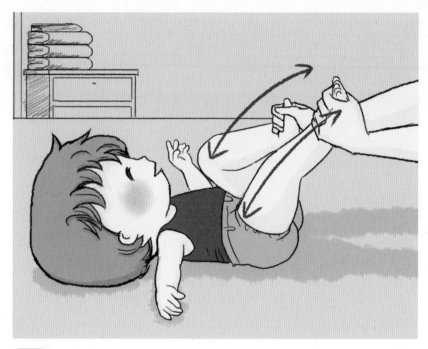

步骤

用双手抓住宝宝双脚脚掌，左右压伸，进行空中踩脚踏车3次。

Tips

空中踩脚踏车很适合洗澡前和宝宝玩。

高情商、高智商，打造双赢宝宝，提升未来竞争力

宝宝的大脑在婴幼儿时期发育得非常快速，在1岁之前已经开发了60%左右。在这个阶段如果能搭配抚触，给予大脑适当刺激，将为宝宝的情商和智商发展打下良好的基础。

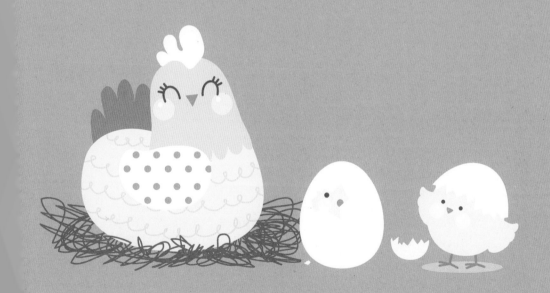

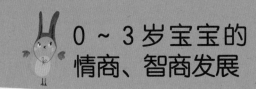

0～3岁宝宝的情商、智商发展

0～3岁是宝宝的感知觉、记忆、思维等多方面能力高速发展的关键期，抚触有助提升情商和智商，也有助全方位启蒙。

 0～3岁宝宝脑部启蒙关键

依据医学研究，新生宝宝脑重量370克，1岁时是成人的60%左右，2岁时约为成人的75%，3岁时脑重已接近成人。因此，0～3岁是宝宝的感知觉、记忆、思维等多方面能力高速发展的关键期，也是打造孩子竞争力的黄金时期。

1986年，费博士于美国《儿科期刊》发表论文，对早产儿进行触觉及运动刺激，每天3次，每次15分钟，为期10天之后，发现其体重增长比对照组早产儿体重增加47%，并提早6天出院。

印度医学研究期刊也有相关论文，针对6周（42天）大的足月婴儿（出生时体重＞3千克），进行为期4周的试验，发现接受抚触的婴儿成长较为显著，相较没有接受抚触的宝宝，平均身高增加1厘米、上臂围增加0.9厘米、小腿围增加0.7厘米。

抚触技巧的运用

美国抚触研究中心（Touch Research Institute）证实，抚触能让宝宝感受被爱，更有利于促进宝宝发育。

情商

在睡前帮宝宝做简单的抚触操，可以缓和宝宝的情绪，有助于其入眠。凭借抚触的互动也能增加亲子间的亲密感，让亲子关系更和谐。

· 高情商

感觉被爱，加强亲子沟通，提升同理心，提升抗压能力，提升自信心。

· 更健康

调节免疫力，促进营养吸收，提升睡眠品质。

智商

除了安抚情绪之外，根据各种研究显示，抚触带来的触觉刺激有助于提升宝宝智商。0～3岁是宝宝脑部发育的重要时间，以简单的抚触来刺激宝宝的七觉，有助于脑部发育，健脑益智。

· 高智商

辅助神经发育，提升语言能力，促进感觉统合。

· 发育

刺激宝宝脑部发育，帮宝宝管理情绪。

🖐 高情商·管理情绪

高情商抚触操，帮宝宝放松。

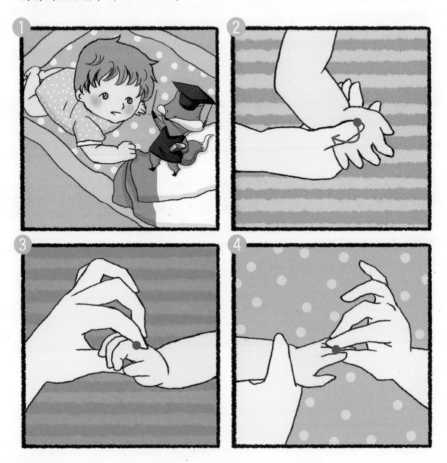

步骤

1. 帮6个月以上的宝宝做手部抚触，有助于提升情商。

2. 拇指以顺时针画圆，按宝宝手背10次。

3. 让宝宝抓着妈妈的拇指，妈妈用其他四指按宝宝的手指根部，做10次。

4. 用拇指、食指轻捏宝宝手指，用另一只手转动、拉伸每根手指各1次。

✋ 高情商 · 管理情绪

高情商，帮宝宝管理情绪，培养人际关系力。

6 个月开始是宝宝触觉发展的关键时期，适当的触觉刺激有助于提升宝宝的情商，在 19:00 ~ 21:00 帮宝宝做抚触，有助于培养出高情商宝宝。

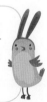

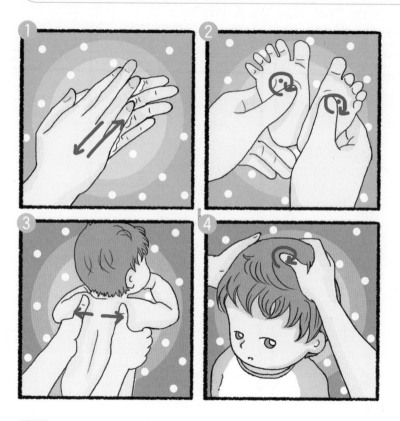

步骤

1. 双手擦乳液，并搓热至适合宝宝的37.5℃左右。

2. 在宝宝脚掌前1/3中央凹陷处，轻轻旋推3分钟。

3. 在宝宝背部前1/3中央凹陷处，用拇指由内往外轻推3分钟。

4. 在宝宝两耳连线的头顶正中央处，用拇指轻揉3分钟。

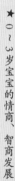

★ 0 ~ 3 岁宝宝的情商、智商发展

高情商·管理情绪

手脚轻松按，宝宝不再爱哭闹。

宝宝常常哭闹又很难安抚，这让爸妈十分头疼。只要在睡觉前、起床后做简单的手脚抚触，就能让宝宝的情绪稳定下来，哭闹的状况也会有所改善。

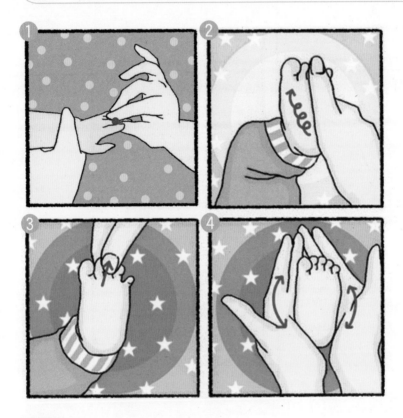

步骤

1. **手指捏捏**：按捏宝宝的手指指尖，每根手指5次。
2. **脚底画圈**：搓揉宝宝的脚底板，从脚跟往上画小圆，每只脚各5次。
3. **趾头拉拉**：轻拉脚趾头，每根脚趾头2下。
4. **小脚转转**：捧住宝宝的脚踝左右转一转，每只脚各5次。

高情商·安抚情绪

睡前放松抚触，安抚宝宝坏脾气。

宝宝爱发脾气，哭闹不停，连带影响爸妈的情绪，建议每天睡前温柔地为宝宝做抚触，让他感受到被关心、被爱，同时会让他睡得更好。

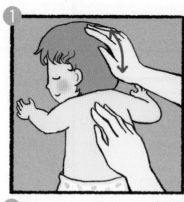

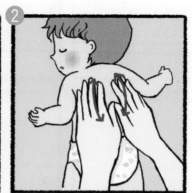

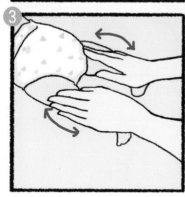

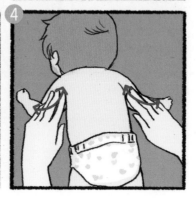

步骤

1. **头部**：上下来回轻抚10次。
2. **背部**：用掌心于背脊两侧来回搓抚10次。
3. **腿部**：从大腿根部搓揉至脚踝，共10次。
4. **手部**：从肩膀处搓揉至手腕处，共10次。

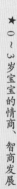

 高智商

捏、推、捏、摇，刺激宝宝大脑发育。

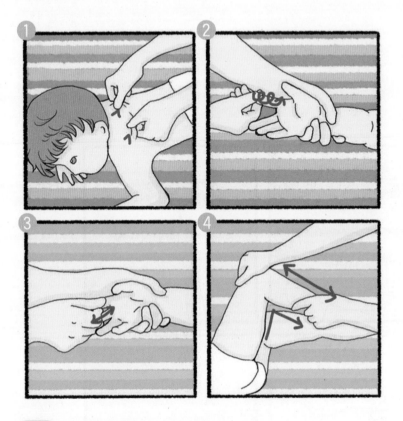

步骤

1. 轻捏宝宝的背部肌肤5下。

2. 拇指指腹分别旋推宝宝的五指指腹各30次。

3. 从指尖往指根方向轻捏每根手指，再从指根往指尖方向轻捏，反复20次。

4. 摇动宝宝各关节，肘关节、膝关节以屈伸为主，动作要缓慢轻柔。

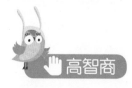

双腿交叉运动，促进左右脑发育。

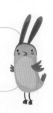

睡前30分钟帮宝宝做运动，能促进宝宝左右脑发育，提升智力；还能增强宝宝神经发育；也能放松肌肉，让宝宝晚上睡得更好。

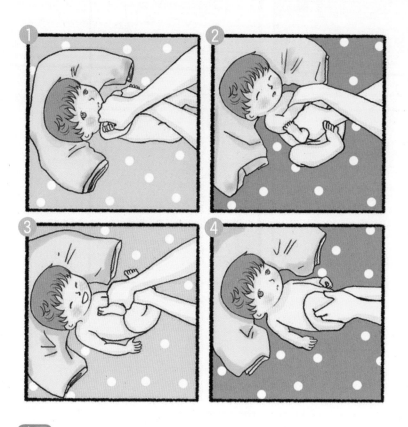

步骤

1. 帮宝宝左手在上右手在下交叉5秒，松开2秒，换右手在上左手在下，重复动作。

2. 帮宝宝右手、左脚交叉5秒，松开2秒，换左手、右脚交叉5秒。

3. 帮宝宝左脚在上右脚在下交叉5秒，松开2秒，换右脚在上左脚在下，重复动作。

4. 帮宝宝双脚做空中踩脚踏车10次。

准备、推、推，宝宝智商大提升。

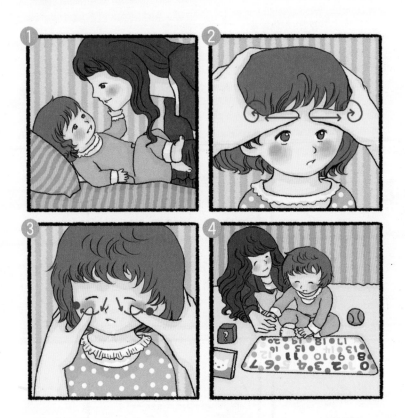

步骤

1. **准备：** 与宝宝面对面微笑，与宝宝眼神交流10秒。

2. **推：** 从眉头推至太阳穴，接着顺时针向内揉按3圈，重复3次。

3. **推：** 鼻梁两侧向下推至鼻翼处，顺势往外按，然后停在耳前，做3次。

4. 促进面部血液循环，使宝宝头脑更聪明。

Tips

抚触时若担心用力太大，可改用中指和无名指。

高智商

3分钟偷摸手，刺激智力发育。

不怕没时间，也不怕宝宝不配合抚触，超简单的偷摸手抚触，只需要3分钟，利用亲子互动的时间偷偷帮宝宝进行抚触，给予宝宝温和的头脑刺激，让他在不知不觉间变聪明。

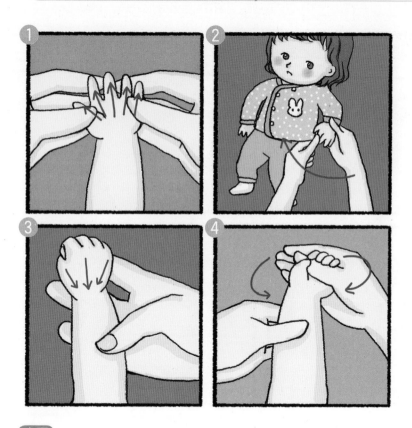

步骤

1. **偷摸掌**：从手腕处往指尖推按，每根手指各3次。
2. **偷捏手指**：从小指到拇指，每根手指轻捏3次。
3. **偷摸手背**：让宝宝握住食指，再以拇指推按宝宝手背，三个方向各3下。
4. **转转手**：轻轻转动宝宝手腕，顺时针3圈，逆时针3圈。

高智商

5555 脸部抚触，提升宝宝智商。

0～1岁是宝宝大脑快速发育的关键时期，把握这段时间多帮宝宝做脸部抚触，建议在宝宝早上起床后或午睡醒来1小时内进行抚触，效果更佳。

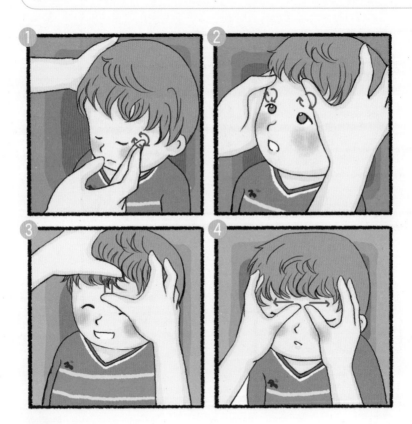

步骤

1. 指腹向内以画圆的方式轻轻搓揉太阳穴，每边5次。

2. 顺时针按眉毛中央往上量1根拇指宽处，每边5次。

3. 从双眉中央以拇指往上滑推至发际线，共5次。

4. 拇指放在眉头处，往两侧滑推至眉尾，共5次。

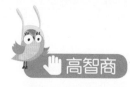

高智商

按、搓、按，宝宝头脑更聪明。

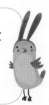

脚底跟身体的很多部位紧密相连，通过按揉脚底这些穴位，对于宝宝的头脑发育很有助益。抚触时动作要轻柔，避免拉扯宝宝肌肤，若宝宝皮肤泛红就表示太用力，要再放轻力道。

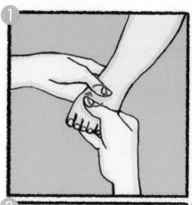

Tips

抚触前要洗手，并且抚触时搭配润肤乳，动作需轻柔。于餐后1小时进行，用食指、拇指进行抚触。

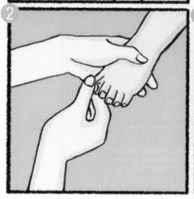
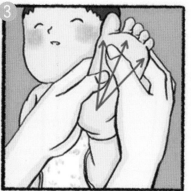

步骤

1. **按脚背：** 从中心往外，以顺时针方向按5圈，每只脚3次。
2. **搓脚趾：** 从根部到趾尖搓3秒，每根脚趾2次。
3. **按脚底：** 三个方向各推2下，每下约3秒，每只脚2次。

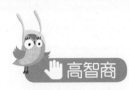 高智商

三穴位抚触，宝宝智商大幅提升。

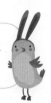

3岁前是宝宝大脑发育的黄金期，爸妈要把握这段时期帮宝宝做肢体穴位抚触，每天只要花几分钟就有意想不到的效果哟。

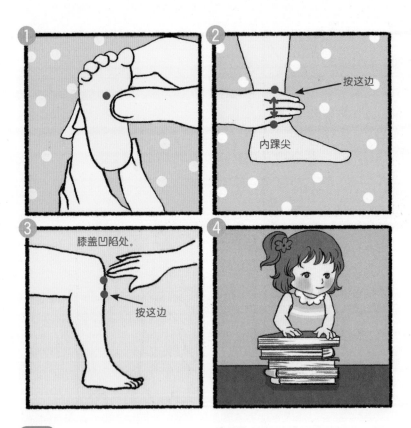

步骤

1. **脚底：**每天按脚底前段1/3处，共20次。

2. **内脚踝：**从骨凸处往上量宝宝一个手掌宽的位置，按20次。

3. **膝下：**于膝盖凹陷处往下量宝宝一个手掌宽的位置，按20次。

4. 早上起床，午睡前按，宝宝智力能大幅提升。

最天然的亲子互动及育儿工具

文 / 蔡宛真（台湾蓝星五感文化有限公司总经理、

国际婴幼儿按摩协会认证讲师）

　　您是新手爸爸妈妈吗？您是宝宝的主要照顾者吗？面对新生命的到来，在喜悦中是否伴随着些许紧张呢？我从事婴幼儿抚触按摩教学以及孕妇抚触按摩教学已经10年，教过不少父母、祖父母与保姆，也得到非常多的反馈。

　　曾经有个爸爸，上课时参与度不高，但最后一堂课，抑制不住情绪，主动分享：儿子出生七八个月了，现在他才了解孩子"哭哭"不是因为脾气不好，更不是"不喜欢爸爸"，只是一种表达……真情的泪花中，我们能感受这位爸爸遇到的育儿挫折与逐渐提升的育儿自信。

　　还有一对家长，是在老二出生后才来学婴幼儿抚触按摩的。数月后，妈妈反馈，老大每次打完疫苗总是哭闹，有时候还发烧，但妹妹在打疫苗出门前妈妈总是会为她抚触按摩5~10分钟，所以到目前为止从来没因为打疫苗发烧，也不哭闹。

　　专业的保姆都知道，宝宝在11个月大以前尚无"物体恒存"的概念，容易因为产生分离焦虑感而哭闹。即便在未来的其他阶段（如上幼儿园、上小学），当孩子到了新环境或新社交圈，父母亲也应以腹部抚触按摩，佐以"慈母语"增加孩子的安全感。

　　宋总经理的《捏捏按按宝宝聪明又健康》是一本非常详细的婴幼儿抚触按

摩的书，有大量图片来协助家长快速上手。书中内容当初在网络上就已经被大量传播，深受母婴网络的喜爱。

《捏捏按按宝宝聪明又健康》中很多概念都值得分享给宝宝家长与照顾者。我相当认同作者的理念。其实孕期开始就可以帮宝宝进行"婴儿抚触"，是准父母提供给宝宝的良好胎教。我自己也常鼓励学员在怀孕期间就开始学习，提前准备和了解婴幼儿抚触按摩。

很多人以为大人小孩按摩都一样，但事实上孩子并非成人的缩小版。0～1岁是人生特殊阶段，不同于成人的身心发展，而"婴幼儿抚触"是一个独立的专业领域。成人按摩的时候可能不小心睡着了，但按摩师还是继续按，但书中建议，婴幼儿抚触的时机是孩子"清醒安静时刻"或洗完澡之后，而非等孩子睡着。因为，婴儿抚触不只是按摩，还是最天然的亲子互动及育儿工具，而且每次只需5分钟。

宝宝通常是在家里接受抚触，除了书中介绍的专业手法外，宝宝最需要的是父母亲的抚触。新生儿增长速度快，从出生到周岁体重增加3～4倍，因此也经常伴随着成长痛，例如：长牙齿、四肢抽长、肠胃不适等都会不舒服。"父母的双手是宝宝的第一位老师"——父母亲为宝宝做抚触，能够促进孩子的感觉统合。通过父母轻柔的声音与触觉的正向刺激，更能让孩子通过身体认识他自己。

很高兴看到宋总经理在百忙之中还撰写《捏捏按按宝宝聪明又健康》。本书内容实用、易懂又有精彩图解，适合新手父母、宝宝的主要照顾者当育儿工具书、案头书。从孕期开始天天翻阅，每次5分钟，不但可以共享亲子抚触的乐趣，还可以提升育儿的自信。做抚触，每次5分钟，你会得到孩子最美好的回馈，特别是孩子开始有语言能力后，你可以获得其他家长无法体会的甜蜜收获。

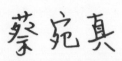

宝宝抚触按摩，亲子独一无二的珍贵回忆

文／喜铺创办人 CiPU（周品妤）

温柔又坚定，杰出又善良，是美蒔姐在我心目中的样子。

第一次见到美蒔姐是在ERH（本书作者创立的品牌）还在台北复兴南路的时候，那次光是听她说关于ERH的理念和信念，就觉得超酷、超棒，佩服得要命！那也是我第一次了解到安全无毒对健康的重要性，美蒔姐当时苦口婆心地对我们娓娓诉说每天大面积用在全身的洗剂是否安全无毒真的很重要，我到现在都还记得当时的情形。

后来我怀孕了，创业了，美蒔姐依然时不时地在百忙中"突袭"，关心我好不好。我第二胎来得很辛苦，但也很开心，美蒔姐心疼我又努力拼事业又努力拼怀孕的表情，让我很感动。她谆谆教给我许多关于婴儿抚触按摩的知识，如需要的精油成分、运用的手法等，让我受益良多。

如今已经是二宝妈，知道照顾宝宝除了要注意宝宝睡眠、饮食之外，给予充分的关爱和进行温柔抚触也很重要。抚触就是一种能够传递爱与温柔的按摩，将爱传递给baby（宝宝）的方式——抚触除了舒缓新生儿众多状况，例如胀气、睡眠不稳定等，也能让亲子关系更亲密。

每天短短5分钟抚触按摩，不只是传递爱的讯息，还能通过每天持续近距离接触观察宝宝的皮肤状况、身体反应、成长情况，了解宝宝，培养和宝宝之间

的默契，更是专属于妈妈和宝宝独一无二的珍贵回忆。

但选用要接触宝宝细嫩肌肤的精油一定要慎重。选用有机植萃的精油，好处除了天然、过敏概率低之外，功效也更好。有了这本超实用的工具书，就可以轻轻松松地选用最适合的精油，帮宝宝做最舒适的抚触SPA！

觉得自己很幸运，在自己创业的过程里，有美莳姐这样的榜样瞻望，在这段养育孩子的人生旅程里，遇到美莳姐把关设计的产品，用起来绝对安心、绝对放心。

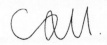

亲子抚触按摩时光，和孩子最好的共同记忆

文／林舒语 新手妈妈

我是一位新手妈妈，相信很多妈妈跟我一样，在得知怀孕的那刻起，就开始想着怎样让宝宝拥有温暖的家、健康的身体。我们想了很多，但最后却不知道该从何做起，从看着大肚子开始，到看着软软的婴儿，再到看着日渐长大的孩子，我们能做些什么呢？

这本讲婴幼儿抚触按摩的书，可以带给你跟你的孩子很多美好的时光。从大肚子开始就跟宝宝建立默契，根据不同的发育阶段给予宝宝刺激以促进他发育。而且我从来不觉得这是妈妈的一个功课，妈妈们要放松心情，好好享受这个跟孩子相处的美丽时光。

"我们开始抚触按摩啦！"这句话会成为你跟孩子很好的记忆。虽然现在的网络非常发达，很多妈妈通过网络学习怎么跟孩子互动，但你们是否跟我一样，常常想做却又带着一丝丝害怕，网络上的文章跟视频经过专家验证了吗？这些方法真的都是正确的吗？我们都怕那小小软软的身躯被我们的粗心弄伤了，但现在我拥有一本专业的婴幼儿抚触按摩书，我知道该怎么在正确的时间、正确的位置帮我的宝宝抚触按摩了。清楚的图解让我可以很放心地享受在抚触按摩的过程，孩子的发育分不同的阶段，在成长过程中可能经历肠绞痛、胀气、长牙、便秘等。这些曾经使妈妈崩溃，不知如何是好的情况，我们现在都可以通过抚触按摩帮宝宝轻松度过，减轻宝宝的不适，更能减轻妈妈的精神压力。

慢慢建立默契后你会发现，通过抚触按摩真正得到的不只是宝宝健康的身体，增加了亲子关系，还能让大人跟孩子放松相伴慢慢长大。

　　现在，我把这本书当作是我们家的急救箱，但要妈妈们记清里面的各种抚触按摩方式，真是不容易做到。本书作者也想到了这一点，书中清楚地分类标示方式，可以让妈妈们随时在需要的时候找到方法，并且从容不迫地帮宝宝解决问题。虽然我不是一个全能的妈妈，但我可以找到我跟孩子相处最棒的方式，我相信我的宝宝会是幸福的宝宝、快乐的宝宝。同时，相信所有妈妈，也会拥有自己跟宝宝很棒的抚触按摩时光，幸福时光。

推广育儿的健康观念，
将婴幼儿抚触按摩落实于家庭生活

文／宋美莳

一直以来，我是大家口中的生殖医学胚胎临床专家，主攻人工生殖、细胞医疗，并参与了临床胚胎的不孕症治疗。直到多年前被诊断出有乳腺癌前期征兆，且长期受不明血尿所苦，开始特别注意医学安全问题。我了解到，长期累积的人工香料、防腐剂、色素及环境因素所产生的破坏因子等，都是伤害肌肤的潜在危险因子，日积月累，不仅让保养变得越来越吃力，甚至可能伤害健康。

真正开始对保养品的使用安全问题有所关注并采取行动，是源自于我对于女儿的爱。女儿准备远赴加拿大游学时，老师要求大家准备护唇膏，我对市售的产品成分进行研究后，发现根本找不到一支足以让我信赖，可以保证女儿健康的护唇膏。因此，我亲手给女儿调配了一盒无色、无味、无添加剂的可食用护唇膏。

为了让女儿有勇气拿出这支没有品牌的护唇膏，我还制作了另外50盒护唇膏，送给女儿班上的老师和同学，并附上一封厚厚的信给她们，里面附了美国、欧盟、日本等卫生单位的研究报告，并陈述了添加剂有多可怕。没想到意外地获得众多好评与回馈。许多关心孩子健康的妈妈，希望我可以制作更多安全天然的产品，推广健康理念，让更多女性可以使用到纯净无毒的保养品。于是，2007年，我创立了主打"绿色、无毒、有效"的ERH。

为了让自己能够更专业地推广育儿健康观念，我通过努力，取得了英国 Helen McGuinness 婴幼儿按摩训练师专业证书。除了推广有机婴幼儿产品，更通过专业手绘的婴幼儿抚触按摩漫画，告诉新生儿父母通过抚触按摩帮助宝宝成长，并促进家庭和谐。

这些手绘育儿内容，很快就在社群网站中产生了影响力，"SASSI谁是宝贝"在短时间内，脸书粉丝团的粉丝数就有显著增长。许多新手妈妈写信给我，感谢我的陪伴与分享，陪伴她度过产后的忧郁、喂母乳的压力等，并通过抚触按摩相关信息的分享，让她与孩子的关系更亲密，陪伴她度过最困难的新手妈妈时期。希望我们可以一直推广这样的育儿理念，帮助更多的新手父母。

这样的感动，让我有了出书的想法，想要通过专业书籍的整理与编辑，将优质的育儿内容分享给更多读者，让家庭关系更亲密，让更多孩子因为亲子抚触按摩更健康。

感谢一路上支持我的妈妈们，给我这样的动力与目标，让我克服创业的忙碌，完成了这本以手绘为主的图解抚触按摩书。同时，我也希望凭着这本浅显易懂的书籍，把专业的婴幼抚触按摩化繁为简，让婴幼儿抚触按摩可以成为爸爸妈妈生活中的一部分。全家人都可以享受到婴幼抚触按摩带来的乐趣与益处。